脊柱显微外科训练教程

主　编　菅凤增　陈　赞　车晓明

副主编　马　超　李维新　范　涛　陈春美　关　健

科学出版社
北　京

内 容 简 介

　　手术解剖的学习和训练是脊柱手术的基础，尤其一些新的技术在应用于临床以前，良好的培训是手术安全成功的关键。本书从手术解剖的角度系统介绍了颈椎前入路显微外科减压及固定技术、颈椎后入路手术显露及螺钉固定技术（包括寰枢椎后方螺钉固定技术）、胸椎后入路螺钉固定技术、腰椎微创（内镜）手术、腰椎后入路显露减压及螺钉固定技术、腰椎腹膜后侧方入路椎体间融合技术等临床常用的各种脊柱手术技巧、术中注意事项等，并结合实际病例对各种技术及其常用适应证做了进一步说明。全书内容简明扼要，配有大量新鲜标本制作的彩图，图文并茂。本书是近十几年来，国内神经外科几大培训中心脊柱显微外科培训经验的总结，并结合最新的技术进展编写而成。可为各级脊柱神经外科医师、脊柱骨科医师、规范化培训住院医师、专科培训住院医师以及进修医师快速了解和掌握脊柱显微外科手术技术提供参考，也可为短期训练班（3～5天）提供操作指导。

图书在版编目（CIP）数据

脊柱显微外科训练教程 / 菅凤增，陈赞，车晓明主编 . —北京：科学出版社，2020.6
　ISBN 978-7-03-064934-8

Ⅰ.①脊… Ⅱ.①菅…②陈…③车… Ⅲ.①脊柱病 - 显微外科学 Ⅳ.① R681.5

中国版本图书馆 CIP 数据核字（2020）第 068238 号

责任编辑：王灵芳　郝文娜 / 责任校对：郭瑞芝
责任印制：徐晓晨 / 封面设计：蓝正广告

科学出版社 出版
北京东黄城根北街 16 号
邮政编码：100717
http://www.sciencep.com

北京建宏印刷有限公司 印刷
科学出版社发行　各地新华书店经销
*
2020 年 6 月第 一 版　开本：720×1000　1/16
2020 年 9 月第二次印刷　印张：6 3/4
字数：136 000
定价：59.00 元
（如有印装质量问题，我社负责调换）

《脊柱显微外科训练教程》编者名单

主　编　菅凤增　陈　赞　车晓明
副主编　马　超　李维新　范　涛　陈春美　关　健
编　委　（以姓氏笔画为序）

马　超	北京协和医学院基础学院人体解剖和组织胚胎学系
王　凯	首都医科大学宣武医院神经外科
王　锐	福建医科大学附属协和医院神经外科
王　鹏	空军军医大学唐都医院神经外科
王先祥	安徽医科大学第一附属医院神经外科
王作伟	首都医科大学宣武医院神经外科
车晓明	复旦大学华山医院神经外科
刘振磊	首都医科大学宣武医院神经外科
刘晓东	山西医科大学第一附属医院神经外科
关　健	首都医科大学宣武医院神经外科
江玉泉	山东大学齐鲁医院神经外科
寿佳俊	复旦大学华山医院神经外科
李　锋	福建医科大学附属协和医院神经外科
李维新	空军军医大学唐都医院神经外科
吴　浩	首都医科大学宣武医院神经外科
陆云涛	南方医科大学南方医院神经外科
陈　赞	首都医科大学宣武医院神经外科
陈春美	福建医科大学附属协和医院神经外科
范　涛	首都医科大学北京三博脑科医院
周迎春	华中科技大学附属协和医院神经外科
赵新岗	首都医科大学北京三博脑科医院
段婉茹	首都医科大学宣武医院神经外科
晏　怡	重庆医科大学第一附属医院神经外科
奚　健	中南大学湘雅医院神经外科
菅凤增	首都医科大学宣武医院神经外科
梁　聪	首都医科大学北京三博脑科医院
程　超	空军军医大学唐都医院神经外科
谢　嵘	复旦大学华山医院神经外科

主 编 简 介

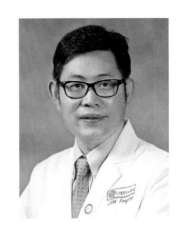

菅凤增 主任医师、教授、博士研究生导师，首都医科大学宣武医院神经外科副主任，神经外科脊柱中心主任。中国医师协会神经外科分会脊柱脊髓专家委员会前主任委员，中华医学会神经外科分会脊柱脊髓学组前副组长，中国医促会骨科分会内镜学组前副主任委员。

1990年山东医科大学（山东大学医学院）毕业后进入卫生部北京医院工作。1997年至罗马大学学习，2002年获得神经外科专家文凭（临床医学博士）。2004年回国后加入首都医科大学宣武医院神经外科，并在凌锋教授及Samii教授指导下，于2005年创建了国内第一个神经脊柱外科临床专科，目前，该专科在规模、收治患者数量以及科研教学等各方面，已经成为全国最大的神经脊柱外科中心，形成了包括博士研究生导师、硕士研究生导师在内的合理的人员团队，并进一步成立了颈椎研究组、腰椎研究组、肿瘤研究组、脊髓损伤功能修复组和疼痛研究组。

作为神经脊柱外科的开拓者及推动者，十分注重人才培养，不仅建立了宣武医院神经脊柱团队，自2006年以来，还连续举办脊柱显微（微创）外科及内固定技术学习班，培养了大批从事脊柱外科的神经外科及骨科人才，推动了脊柱显微外科技术的发展，为国内神经脊柱外科的发展奠定了基础。自2014年起，在首都医科大学开设了国内首个"神经脊柱外科"研究生课程，宣武医院神经脊柱中心每年接受来自神经外科及骨科的进修医师20~24名，许多人学成后成为地区及全国学术带头人。

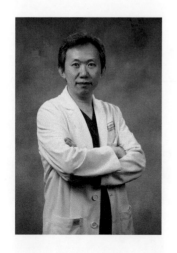

陈赞 主任医师、教授、博士研究生导师。中华医学会神经外科分会脊髓脊柱学组副组长，中国医师协会神经外科分会脊柱脊髓专家委员，中国医疗保健国际交流促进会骨科疾病防治专业委员会脊柱内镜组副主任委员。毕业于哈尔滨医科大学，获得神经外科博士学位，后至宣武医院神经外科在菅凤增教授指导下开展显微脊柱外科工作，应用显微神经外科技术等微侵袭方式治疗颈椎病、腰椎间盘突出症、腰椎管狭窄、椎管内肿瘤、Chiari 畸形、脊髓空洞症、寰枢椎脱位，具有丰富临床经验。每年手术例数超过 1000 例。在学术上的突出贡献是改进了后路枕颈复位技术，并开发了宣武枕颈复位内固定系统，提高了难复性寰枢椎脱位后路手术的复位率。主持科研课题 10 余项，发表 SCI 论文 25 篇、核心期刊论文 50 篇，获得国家专利 2 项。

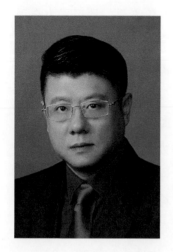

车晓明 医学博士、主任医师、教授，复旦大学附属华山医院神经外科副主任，目前主要从事脊髓脊柱疾患及颅底肿瘤的临床治疗。中国研究型医院学会脊髓脊柱专业委员会主任委员，中华医学会神经外科分会脊髓脊柱学组副组长，中国医师协会神经外科脊髓脊柱专家委员会副主任委员。担任 *Neurospine*、*Neurosurgery*（中文版）、《中华临床神经外科杂志》、《中国临床神经科学杂志》编委。

前 言 \PREFACE

几年前，笔者曾比喻说，"没有显微外科的脊柱手术是在走夜路。"尽管近年来脊柱外科领域新技术发展迅速，但在多数的脊柱手术，显微外科技术仍然是金标准。Yasargil 教授最早将显微外科技术用于腰椎间盘突出症的手术，开创了脊柱显微外科的先河。目前显微外科技术已经广泛应用于退行性脊柱疾病、脊柱脊髓肿瘤等很多领域。脊柱显微外科技术在国内的推广较晚，但随着神经脊柱外科专业医生的逐渐增加与骨科脊柱医生认识的逐渐提高，脊柱显微外科技术已经引起了越来越多的重视。

正是从这一角度出发，首都医科大学宣武医院神经外科从 2005 年开始定期举办脊柱显微外科技术训练班，随后，国内很多著名的神经外科中心如复旦大学华山医院、首都医科大学三博脑科医院、空军军医大学唐都医院、福建医科大学协和医院等也都开始举办以显微外科技术为主的脊柱外科训练班。宣武医院至今已经举办 33 期。学习班开办初期，条件艰苦，缺场地、缺标本、缺设备、缺工具，但这些没有阻碍同道们的热情参与，很多参加过宣武脊柱显微外科学习班的同道现在已经成长为国内有影响力的脊柱显微外科专家。随着国内脊柱显微外科事业的发展，学习班的条件也逐渐改善，现在我们的学习班采用新鲜的标本，配备了手术床、无影灯、手术显微镜、脊柱内镜、C 形臂、磨钻等精良的手术器械和各种脊柱内固定系统。学习班的授课内容也从基本的显微操作技术和脊柱内固定技术逐渐发展为包括各种截骨技术、矫形技术、最新的内固定技术以及脊柱内镜在内的不同层次的学习班，同时结合手术直播现场观摩以提高学习效果。另外，根据需要，我们同时举办了许多"以医院为依托"（hospital-based）的专题学习班，如颅颈交界区后方直接复位固定技术、腰椎侧方入路椎体间融合技术等。

为了方便教学的系统化及各种脊柱外科技术操作的规范化，宣武医院神经外科脊柱外科中心联合复旦大学华山医院、首都医科大学三博脑科医院、空军军医大学唐都医院、福建医科大学协和医院等编写了这本《脊柱显微外科训练教程》。教程主要包括常用手术入路解剖和常用的脊柱显微外科技术，是根据宣武医院早期训练班的实验指导逐步完善而来。相信参考这本教程进行训练，学员可以尽快在短期的训练中全面掌握脊柱显微外科的基础理论及基本操作，为临床工作奠定良好基础。

由于时间仓促，教程编写中的错误之处，请同道斧正。随着学习班内容的逐渐丰富和专题化，本教程还将不断完善。

技术如一叶扁舟，而学科才是汪洋，踏上技术这叶扁舟，我们才能在学科的汪洋中畅游。愿以此与同道共勉。

菅凤增　陈　赞　车晓明

2020 年 4 月于北京

目 录 CONTENTS

第 1 章

颈椎前入路

一、颈椎前入路解剖

脊柱的前 7 个椎体组成了颈椎，颈前部的体表标志对定位颈椎有很大作用。颈前部体表标志：舌骨近似于 C3 水平，甲状软骨接近 C4 水平，环状软骨接近 C6 水平（图 1-1）。

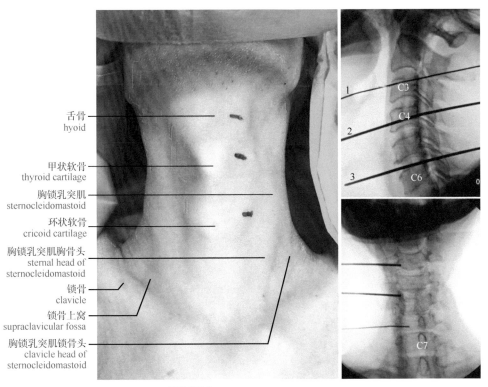

舌骨
hyoid

甲状软骨
thyroid cartilage

胸锁乳突肌
sternocleidomastoid

环状软骨
cricoid cartilage

胸锁乳突肌胸骨头
sternal head of
sternocleidomastoid

锁骨
clavicle

锁骨上窝
supraclavicular fossa

胸锁乳突肌锁骨头
clavicle head of
sternocleidomastoid

图 1-1 颈前部体表标志

认识颈部的筋膜对了解颈前入路非常重要。颈浅筋膜疏松，包含颈阔肌、皮静脉及皮神经。静脉及神经均走行于肌肉的深面。

颈深筋膜分为三层。浅层为封套筋膜，包绕斜方肌及胸锁乳突肌；中层为颈内脏筋膜（气管前筋膜），内脏部包绕气管、食管和甲状腺，肌部包绕喉带肌及肩胛舌骨肌，还有一部分包绕颈部大血管形成颈动脉鞘；深层为椎前筋膜。

　　颈椎侧前组肌肉包括颈阔肌、胸锁乳突肌、肩胛舌骨肌、胸骨舌骨肌、甲状舌骨肌、二腹肌、茎突舌骨肌、颏舌骨肌、胸骨甲状肌、颈长肌、头长肌（图 1-2 ～图 1-4）。

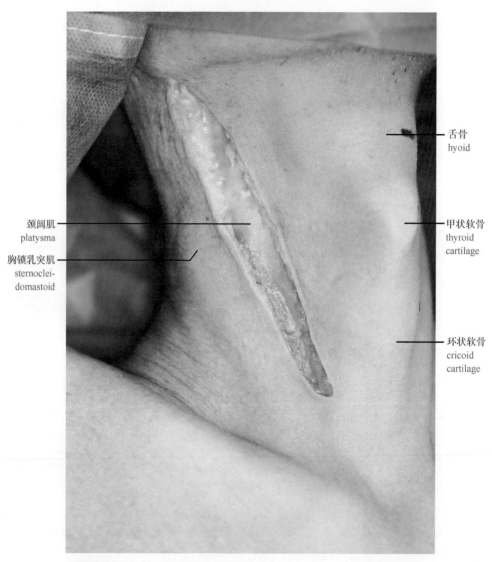

图 1-2　沿右侧胸锁乳突肌前缘切开皮肤及皮下，显露颈阔肌

舌骨
hyoid

甲状软骨
thyroid
cartilage

环状软骨
cricoid
cartilage

颈阔肌
platysma

胸锁乳突肌
sternoclei-
domastoid

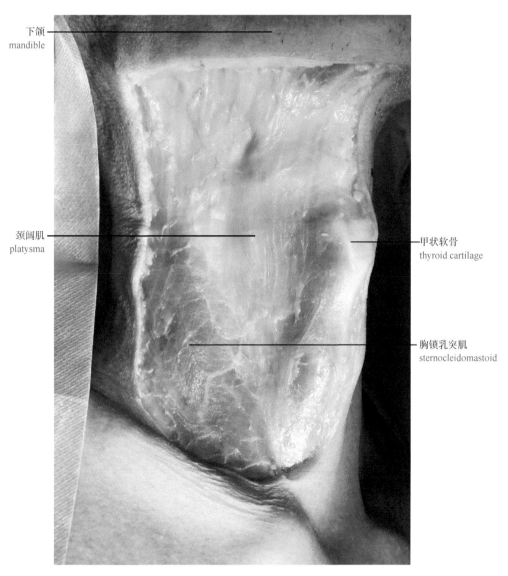

下颌
mandible

颈阔肌
platysma

甲状软骨
thyroid cartilage

胸锁乳突肌
sternocleidomastoid

图 1-3 进一步切除上至下颌，下至锁骨，内至中线，外至胸锁乳突肌后缘皮肤及皮下组织，显露颈阔肌，注意正中线及颈前三角下部未被此肌覆盖

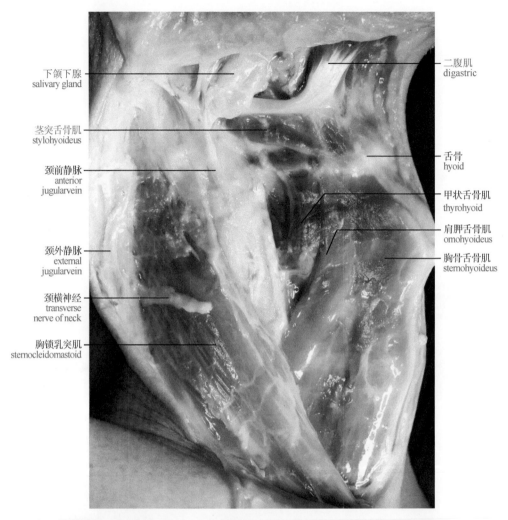

下颌下腺
salivary gland

茎突舌骨肌
stylohyoideus

颈前静脉
anterior
jugularvein

颈外静脉
external
jugularvein

颈横神经
transverse
nerve of neck

胸锁乳突肌
sternocleidomastoid

二腹肌
digastric

舌骨
hyoid

甲状舌骨肌
thyrohyoid

肩胛舌骨肌
omohyoideus

胸骨舌骨肌
sternohyoideus

图 1-4 将颈阔肌掀开，切除封套筋膜，显露舌骨下肌群及颈动脉鞘

　　下颈椎前外侧入路利用胸锁乳突肌与喉带肌、气管、食管之间的间隙。在胸锁乳突肌和喉带肌之间分开深筋膜，在颈动脉鞘内侧触诊，手指钝性分离气管前筋膜。在 C4 以上会遇到甲状腺上动脉，C6 以下有甲状腺下动脉，必要时可以结扎。喉返神经走行于气管、食管之间的间隙，右侧从迷走神经发出位置较高浅，要注意保护。约有 1/200 患者存在喉不返神经，走行于 C4～6 水平，需小心游离保护。由中线分离气管前筋膜，避免损伤颈交感神经，向侧方骨膜下剥离颈长肌（图 1-5～图 1-9）。

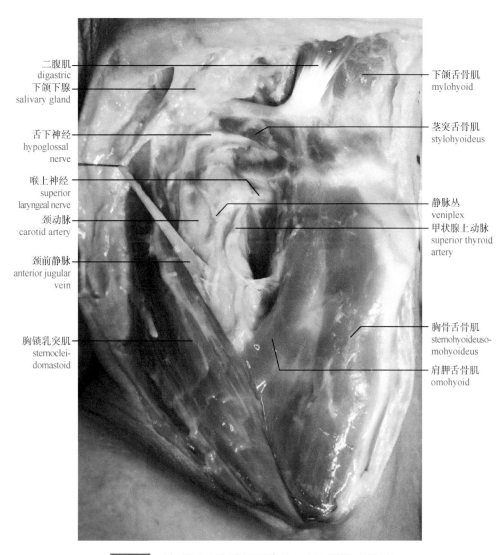

二腹肌
digastric

下颌下腺
salivary gland

舌下神经
hypoglossal
nerve

喉上神经
superior
laryngeal nerve

颈动脉
carotid artery

颈前静脉
anterior jugular
vein

胸锁乳突肌
sternoclei-
domastoid

下颌舌骨肌
mylohyoid

茎突舌骨肌
stylohyoideus

静脉丛
veniplex

甲状腺上动脉
superior thyroid
artery

胸骨舌骨肌
sternohyoideuso-
mohyoideus

肩胛舌骨肌
omohyoid

图 1-5 清理颈动脉鞘周围脂肪，显示鞘周围结构

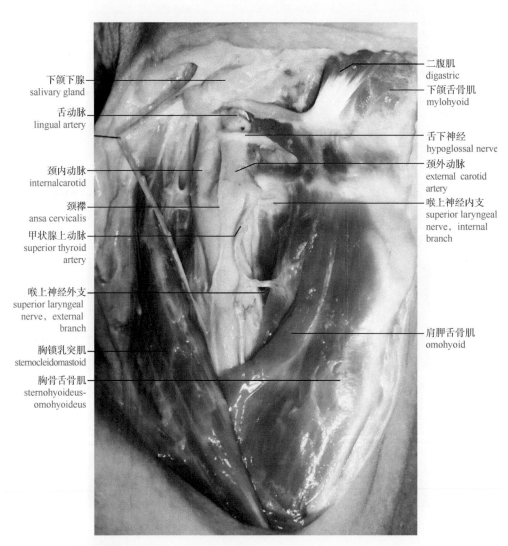

下颌下腺
salivary gland

舌动脉
lingual artery

颈内动脉
internalcarotid

颈襻
ansa cervicalis

甲状腺上动脉
superior thyroid
artery

喉上神经外支
superior laryngeal
nerve，external
branch

胸锁乳突肌
sternocleidomastoid

胸骨舌骨肌
sternohyoideus-
omohyoideus

二腹肌
digastric

下颌舌骨肌
mylohyoid

舌下神经
hypoglossal nerve

颈外动脉
external carotid
artery

喉上神经内支
superior laryngeal
nerve，internal
branch

肩胛舌骨肌
omohyoid

图 1-6　清理颈动脉鞘周围脂肪及静脉丛，显示颈动脉鞘结构

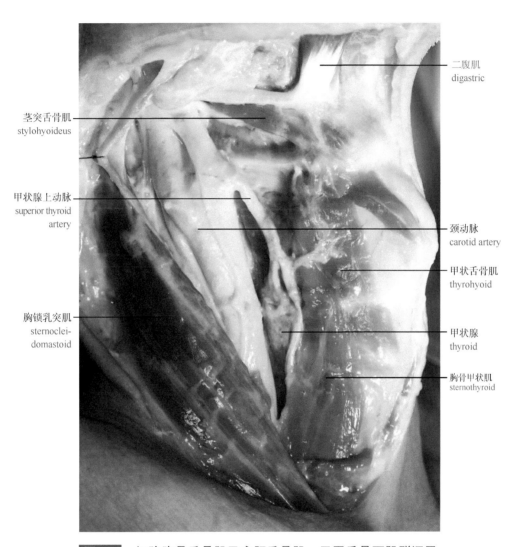

二腹肌
digastric

茎突舌骨肌
stylohyoideus

甲状腺上动脉
superior thyroid
artery

颈动脉
carotid artery

甲状舌骨肌
thyrohyoid

胸锁乳突肌
sternoclei-
domastoid

甲状腺
thyroid

胸骨甲状肌
sternothyroid

图 1-7 切除胸骨舌骨肌及肩胛舌骨肌，显露舌骨下肌群深层：甲状舌骨肌和胸骨甲状肌

9

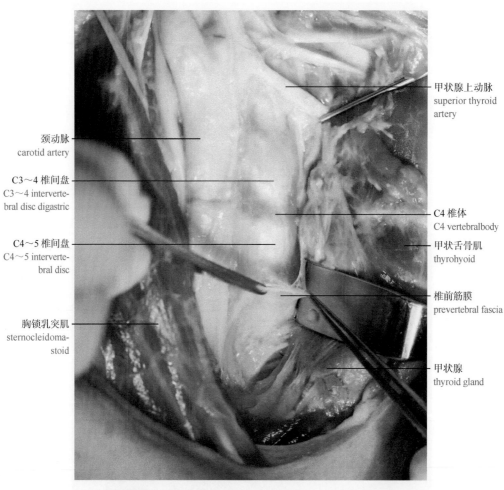

颈动脉
carotid artery

C3～4 椎间盘
C3～4 interverte-
bral disc digastric

C4～5 椎间盘
C4～5 interverte-
bral disc

胸锁乳突肌
sternocleidoma-
stoid

甲状腺上动脉
superior thyroid
artery

C4 椎体
C4 vertebralbody

甲状舌骨肌
thyrohyoid

椎前筋膜
prevertebral fascia

甲状腺
thyroid gland

图 1-8　向内侧牵拉气管及甲状腺，显露椎前筋膜

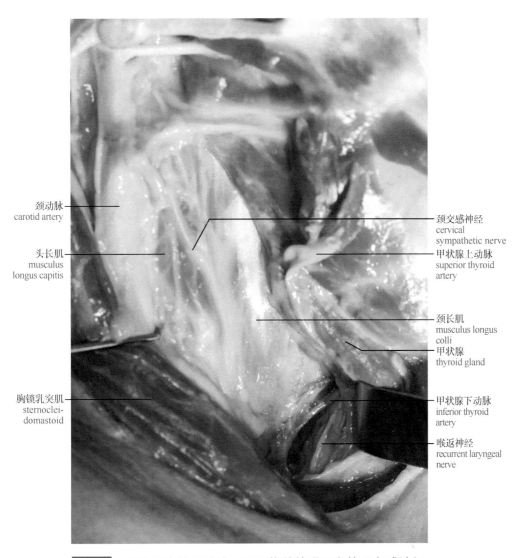

颈动脉
carotid artery

头长肌
musculus
longus capitis

胸锁乳突肌
sternoclei-
domastoid

颈交感神经
cervical
sympathetic nerve

甲状腺上动脉
superior thyroid
artery

颈长肌
musculus longus
colli

甲状腺
thyroid gland

甲状腺下动脉
inferior thyroid
artery

喉返神经
recurrent laryngeal
nerve

图 1-9 向外侧牵拉颈动脉，显露椎前筋膜下方的颈交感神经，向内侧牵拉甲状腺下极，显露下方甲状腺下动脉及喉返神经

二、颈椎前入路椎间盘切除术

（一）体位、切口及手术野显露

仰卧位，头向后仰，颈后部稍垫高，手术一般采用右侧横行切口（本标本演示为左侧横行切口），一般顺着颈部皮纹，根据显露的不同节段，决定颈部切口位置的高低。可根据颈椎体表标志决定。如舌骨位于 C3 水平，甲状软骨位于 C4 前面，环状软骨位于 C6 水平。切开皮肤、皮下脂肪及颈阔肌，钝性分离胸锁乳突肌前内侧缘与甲状腺前肌的舌骨下肌群之间的肌间隙。向内侧拉开喉、气管、食管及甲状腺，显露椎前筋膜，纵行切开椎前筋膜即可显露椎体、椎间盘及两侧的颈长肌（图 1-10）。

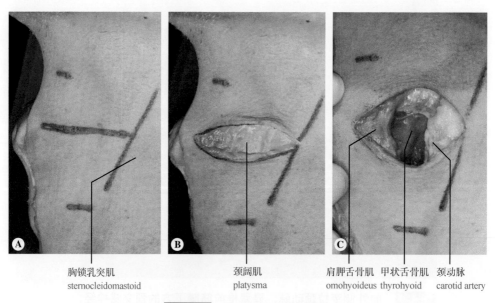

| 胸锁乳突肌
sternocleidomastoid | 颈阔肌
platysma | 肩胛舌骨肌
omohyoideus | 甲状舌骨肌
thyrohyoid | 颈动脉
carotid artery |

图 1-10 切口和软组织解剖

A. 对于C3～4节段，选取甲状软骨稍上方，舌骨下方水平切口；B. 横向切开皮肤显露皮下组织，剥离见颈阔肌纵向纤维；C. 切开胸锁乳突肌内侧筋膜，显露其下间隙

（二）显微镜下切除颈椎间盘、椎体后缘增生的骨赘、骨化的后纵韧带

使用小功率单极电凝分离双侧颈长肌至两侧的钩突，分离范围为上位椎体的中点至下位椎体的中点。将自动拉钩放置于颈长肌下方，一是牵拉更牢固，增加两边的显露以方便减压；二是有助于避免损伤走行于颈长肌表面的交感链；三是避免牵开片的压力直接作用于气管、食管和动脉鞘。在切除椎间盘前要通过定位确定手术节段，定位后，在显微镜下，平行于椎间隙，切开前方纤维环。使用撑开器撑开目标椎间隙，应用刮匙和髓核钳清除椎间盘，同时用刮匙处理终板软骨，直至外侧能看清钩椎关节，后方能看清后纵韧带。用弯钩将后纵韧带挑起，尖刀将其切断，后用椎板咬钳清除（图 1-11）。

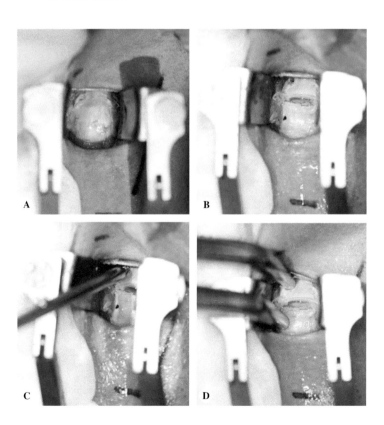

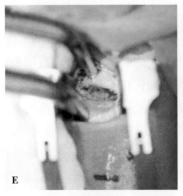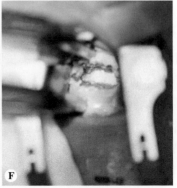

图 1-11 椎间盘的显露及切除减压

A. 骨膜下剥离前纵韧带和颈长肌，放置自动牵开器，显露 C3～4 椎间盘，注意将无齿光滑叶片放于内侧，保护食管；B. 切开前方纤维环；C. 使用撑开器螺钉钻入头尾侧椎体；D. 撑开目标椎间隙；E. 清除髓核，显露增生骨质及后纵韧带；F. 清理后纵韧带，显露硬膜

三、颈椎椎间融合技术

将撑开器松开，在自然状态下置入 Cage，以高度合适，不能移动为宜。选择合适长度的钢板，使其头尾的钉孔紧贴相应的终板，避免对邻近椎间盘的干扰（图 1-12，图 1-13）。

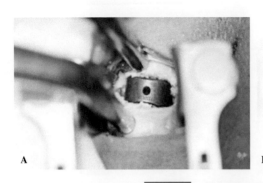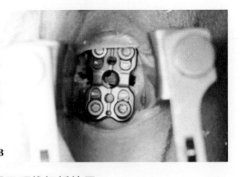

图 1-12 椎间融合器及颈椎钢板放置

A. 融合器与上下终板及椎体前缘平齐；B. 椎体前缘修平，放置颈椎钢板

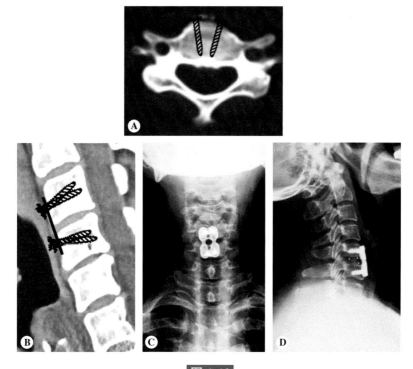

图 1-13

A. 螺钉进针与椎体表面基本垂直，内倾 5°～10°；B. 螺钉进钉与椎体表面垂直或上下倾 5°～20°；C. 术后颈椎正位 X 线片，钛板要位于椎体正中；D. 术后颈椎侧位 X 线片，钛板要与椎体前缘贴附

第 2 章

颈椎后入路

一、颈椎后入路解剖

颈后部的体表标志包括 C2 棘突，为枕骨下方可触及的第一个骨性凸起，在颈胸交界处凸起最高的是 C7 棘突（图 2-1）。

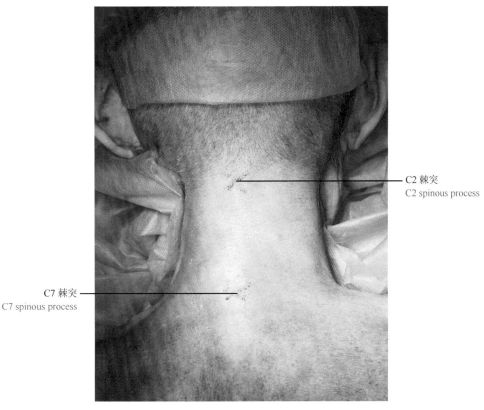

C2 棘突
C2 spinous process

C7 棘突
C7 spinous process

图 2-1 颈后部体表标志。颈后部可触及 2 个较明显标志：C2 棘突及 C7 棘突，也称为隆突

颈椎后方肌肉分为浅、中、深三组。浅层为斜方肌，中层为头夹肌及颈夹肌。深层为竖脊肌在颈部的延伸，包括头颈最长肌、头颈半棘肌、棘肌等。上颈椎深部为枕下肌群，形成枕下三角（图2-2，图2-3）。

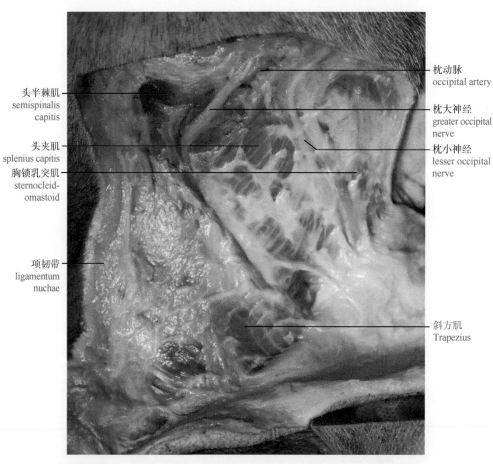

头半棘肌
semispinalis
capitis

头夹肌
splenius capitis

胸锁乳突肌
sternocleid-
omastoid

项韧带
ligamentum
nuchae

枕动脉
occipital artery

枕大神经
greater occipital
nerve

枕小神经
lesser occipital
nerve

斜方肌
Trapezius

图 2-2 切除右侧颈后部皮肤及筋膜，显露斜方肌、胸锁乳突肌肌肉，下方头夹肌及头半棘肌。斜方肌起自上项线、枕外隆凸、项韧带及全部胸椎棘突，止于锁骨外1/3、肩峰、肩胛冈

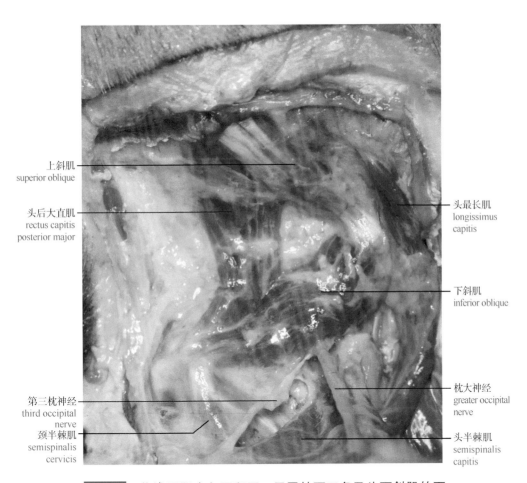

上斜肌
superior oblique

头后大直肌
rectus capitis
posterior major

头最长肌
longissimus
capitis

下斜肌
inferior oblique

枕大神经
greater occipital
nerve

第三枕神经
third occipital
nerve

颈半棘肌
semispinalis
cervicis

头半棘肌
semispinalis
capitis

图 2-3　将浅层肌肉向下翻开，显露枕下三角及头下斜肌的下侧穿出的枕大神经

　　颈椎椎板呈叠瓦状排列，C1～C2 结构较特殊，C1 与枕骨相连结，无椎体，由前弓、后弓及两侧块构成。C2 上部与 C1 形成关节，下部与中段颈椎相似。自 C5 及以上棘突开始分叉变短（图 2-4，图 2-5）。

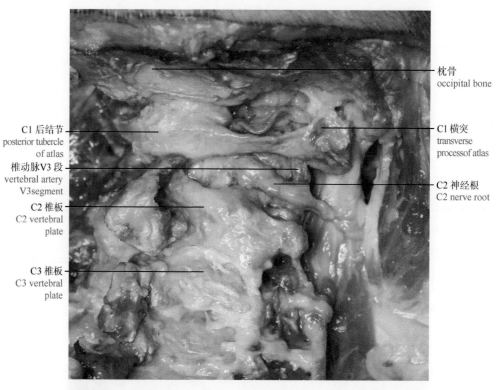

枕骨
occipital bone

C1 后结节
posterior tubercle
of atlas

C1 横突
transverse
processof atlas

椎动脉V3 段
vertebral artery
V3segment

C2 神经根
C2 nerve root

C2 椎板
C2 vertebral
plate

C3 椎板
C3 vertebral
plate

图 2-4　切除枕下三角肌肉，显露 C1 横突孔与 C2 横突孔之间椎动脉 V3 段垂直段。切除颈半棘肌，显露颈椎椎板及关节突

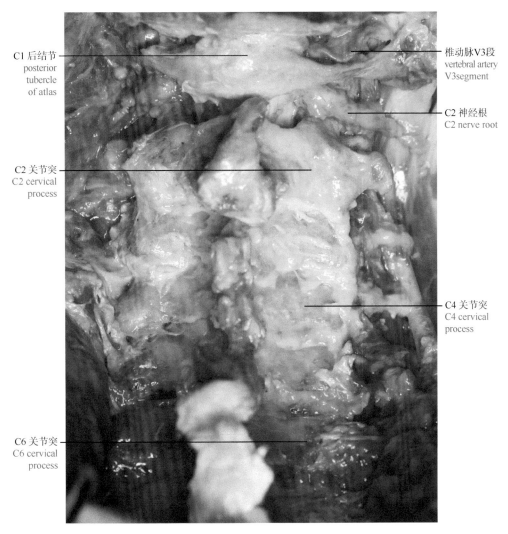

C1 后结节
posterior
tubercle
of atlas

椎动脉V3段
vertebral artery
V3segment

C2 神经根
C2 nerve root

C2 关节突
C2 cervical
process

C4 关节突
C4 cervical
process

C6 关节突
C6 cervical
process

图 2-5 从后方观察颈椎椎板，自 C5 及以上棘突开始分叉变短

二、上颈椎置钉技术

在 C2 及以下，椎弓与椎体连接的部分定义为椎弓根。在 C1 将寰椎的侧块视为椎体，后弓作为椎弓，则寰椎后弓与侧块的连接部分视为寰椎的"椎弓根"，C1 椎弓根钉的进钉点选择在寰椎侧块中线与后弓椎动脉沟处下缘 3mm 的交点处。于后弓上缘进行骨膜下分离，使用神经剥离子在骨膜下将椎动脉横部向头侧牵开，上斜 5°，内斜 10°。螺钉直径为 3.5mm，长度常用 26～28mm。C2 椎弓根螺钉可直视椎弓根进钉，进钉点为关节突中线内上象限。上斜 25°，内斜 30°，螺钉直径为 3.5mm，长度常用 24～26mm（图 2-6，图 2-7）。

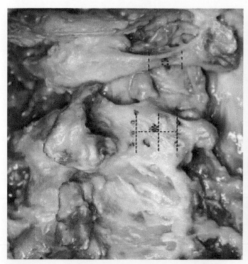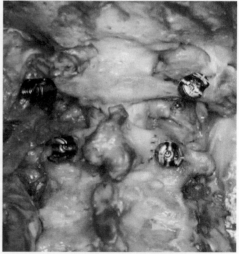

图 2-6 C1～C2 椎弓根螺钉置入。C1 椎弓根螺钉进钉点：后弓表面，距离椎动脉沟上缘 3mm，侧块中线上。上斜 5°，内斜 10°。C2 椎弓根螺钉进钉点：关节突中线内上象限。上斜 25°，内斜 30°

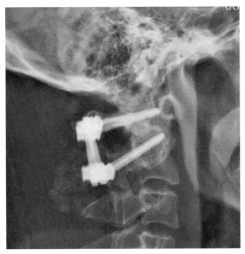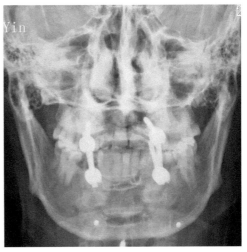

图 2-7　C1 ～ C2 椎弓根螺钉置入后正侧位 X 线片

　　C1 侧块钉的进钉点选择在寰椎侧块中线与后弓后下缘的交点处。于后弓上下缘进行骨膜下分离，将 C2 神经根和静脉丛向远侧牵开，上斜 20°，内斜 10°。螺钉直径为 3.5mm，长度常用 26 ～ 28mm。当存在椎动脉高跨，C2 椎弓根无法置钉时可行 C2 侧块螺钉（峡部钉），进钉点为关节突内下缘外上各 2mm 处。上斜 60°，内斜 0°。螺钉直径为 3.5mm，长度常用 16 ～ 18mm。此置钉方法钉道短，把持力较弱（图 2-8，图 2-9）。

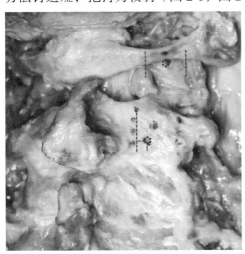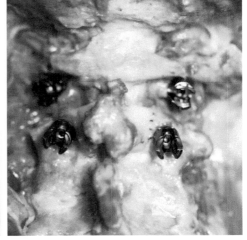

图 2-8　C1 ～ C2 侧块螺钉置入。C1 侧块螺钉进钉点：后弓与侧块移行处，侧块中线上，上斜 20°，内斜 10°。C2 侧块螺钉进钉点：关节突内下缘外上各 2mm 处，上斜 60°，内斜 0°

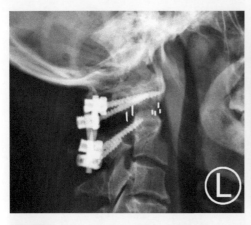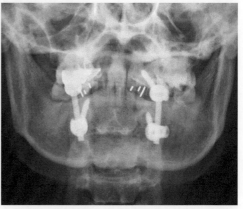

图 2-9　C1 ～ C2 左侧椎动脉高跨，左侧枢椎较短的侧块螺钉置入后正侧位 X 线片

三、枕骨板置入及寰枢椎脱位复位技术

枕骨板放置于枕外粗隆下方，由于枕骨脊处骨质较厚，枕骨置钉常位于中线。部分患者枕部凹凸不平，需先用磨钻或咬骨钳整平后放置枕骨板。

1. 悬臂技术（cantilever）　对于单纯寰枢椎脱位不合并颅底凹陷的患者或齿突垂直脱位不多的患者可应用悬臂技术复位，C2 椎弓根螺钉置入后，预弯钛棒，并将钛棒与 C2 螺钉锁紧，通过前压钛棒远端，将钛棒与枕骨或 C1 螺钉连接，钛棒带动 C2 椎体向前下旋转，达到复位的目的（图 2-10）。

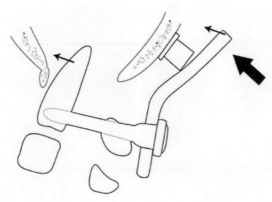

图 2-10　利用悬臂技术，通过加压枕骨端钛棒，获得部分复位

2. 撑开技术　对于单纯寰枢椎脱位合并严重颅底凹陷患者可应用撑开技术或关节间融合器置入技术复位垂直脱位，为了防止撑开过程齿突向后倾倒，在撑开过程中，C2 螺钉改锥向上与撑开反向用力，可控制齿突向前下方移动（图 2-11，图 2-12）。

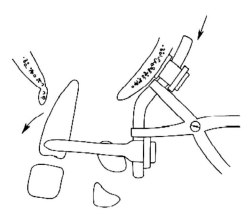

图 2-11　利用枕骨与 C2 间螺钉撑开，进一步将脱位的齿突向前下复位，最后锁紧螺钉

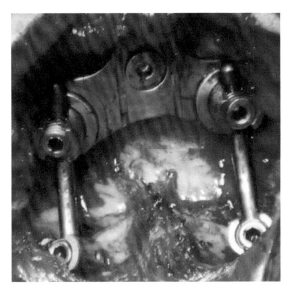

图 2-12　预弯的钛棒连接枕骨板与 C2 椎弓根螺钉

四、下颈椎置钉技术

下颈椎 C3 ～ C6 最常用的置钉技术为侧块螺钉技术，侧块螺钉进针点为侧块中央内侧 1mm，进针长度为 10 ～ 16mm，同一侧侧块螺钉进针点应在一条直线上，便于钛棒连接。螺钉直径 3.5mm，长度 10 ～ 16mm（图 2-13 ～图 2-15）。

由于颈椎椎弓根体积有限且结构变异大，毗邻重要的神经血管，C3 ～ C6 颈椎椎弓根螺钉技术并不常用。C7 侧块较薄，且椎弓根相对粗壮，内倾角度较小，可应用椎弓根螺钉。螺钉直径 3.5mm，长度 24 ～ 28mm。

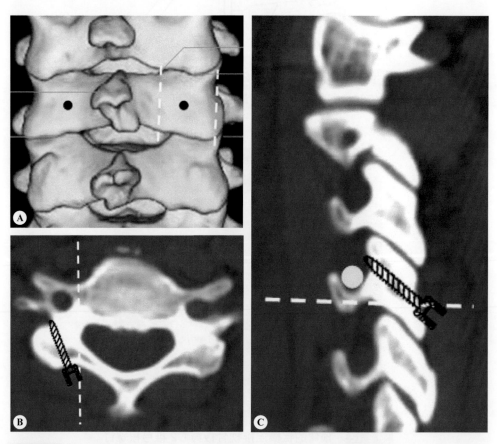

图 2-13　A. 侧块螺钉进针点：侧块中央内侧 1mm，进针长度为 10 ～ 16mm；B. 进针方向：冠状位向外 20° ～ 30°，避开前方的横突孔；C. 进针方向：矢状位 30° ～ 45°，与关节面平行，前端避开神经根

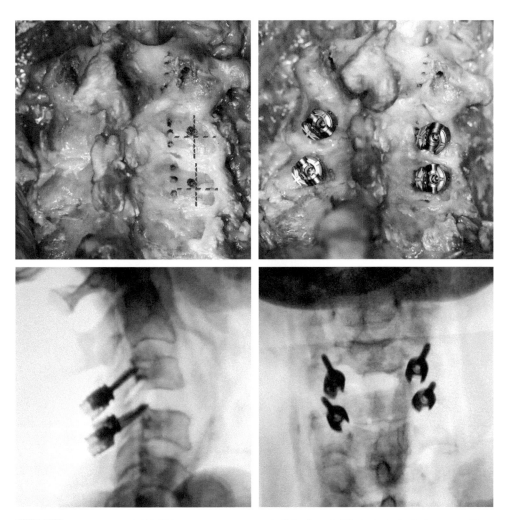

图 2-14　C3 ～ C6 侧块螺钉置入。Magerl 法进钉点：侧块中点内上方各 2mm 处。上斜 45°（与关节面平行），外斜 25°

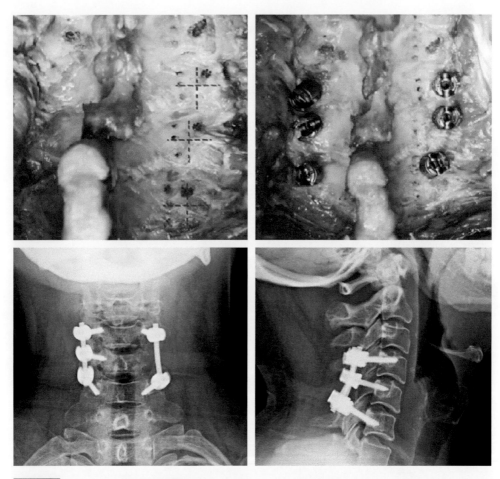

图 2-15 C3 ～ C7 椎弓根螺钉置入。C3 ～ C6 椎弓根螺钉进钉点：关节突中上 1/4 与中外 1/4 交点。上斜与终板平行，内斜 45°。C7 椎弓根螺钉进钉点：关节突中上 1/4 与中线交点。上斜与终板平行，内斜 30°

第 3 章

胸椎后入路

一、胸椎后入路解剖

胸椎是脊柱中最长的一段，由 12 个椎体组成。T1 棘突通过体表触诊通常比较容易定位，其与 C7 棘突通常为颈胸段最突出的两个。T7 棘突通常位于肩胛骨下角水平（图 3-1）。胸背部的肌肉组织可分为三层。浅层包括斜方肌、背阔肌及菱形肌（图 3-2）。中层包括后锯肌。深层为竖脊肌群，包括棘肌、最长肌、髂肋肌（图 3-3）。

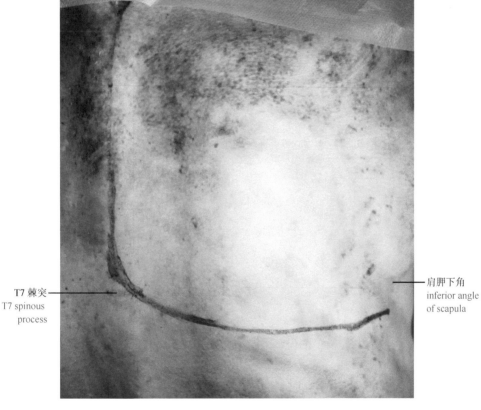

T7 棘突
T7 spinous
process

肩胛下角
inferior angle
of scapula

图 3-1　肩胛骨下角平第 7 胸椎水平

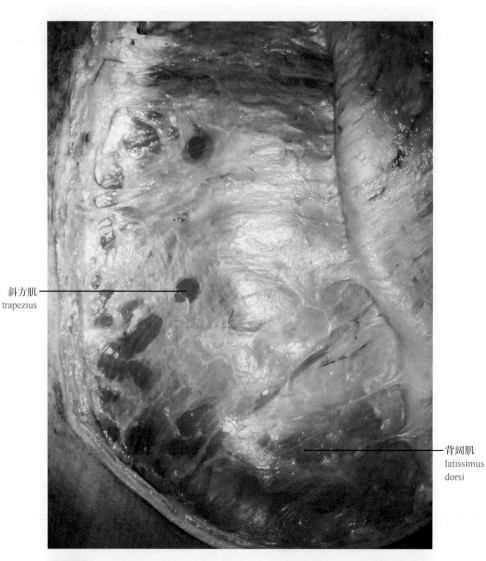

斜方肌
trapezius

背阔肌
latissimus
dorsi

图 3-2　右侧胸背部弧形切口切开皮肤及皮下组织，显露斜方肌及背阔肌。斜方肌起自上项线、枕外隆凸、项韧带及全部胸椎棘突，止于锁骨外 1/3、肩峰、肩胛冈。背阔肌起于 T7 ～ T12 棘突、胸腰筋膜、髂嵴，止于肱骨小结节嵴

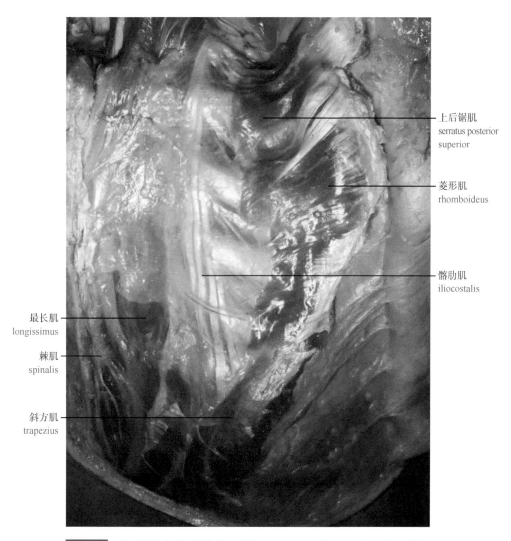

上后锯肌
serratus posterior
superior

菱形肌
rhomboideus

髂肋肌
iliocostalis

最长肌
longissimus

棘肌
spinalis

斜方肌
trapezius

图 3-3 切断斜方肌于棘突上附着点，翻向外侧。下方菱形肌及上后锯肌也翻向外侧，显露下方竖脊肌、棘肌、最长肌、髂肋肌。菱形肌起于 C6～T5 棘突，止于肩胛骨内侧缘。上后锯肌位于菱形肌深面，起于 C6～T2 棘突，止于第 2～5 肋骨肋角的外侧面

　　胸椎椎体从 T1 到 T3 逐渐缩小，从 T3 到 T12 又逐渐增大。T1 的上关节突方向朝向后上方，下关节突朝向前下方，从 T2 ～ T11，上关节突朝向从后上方逐渐向侧方；下关节突朝向从前下方逐渐向外侧。T12 椎体可见乳突及副突结构。乳突位于上关节突根部，副突为横突残留结构。关节突的基底部为椎体的椎弓根，椎弓根内侧所成角度自 T1 ～ T12 不断减小（图 3-4，图 3-5）。

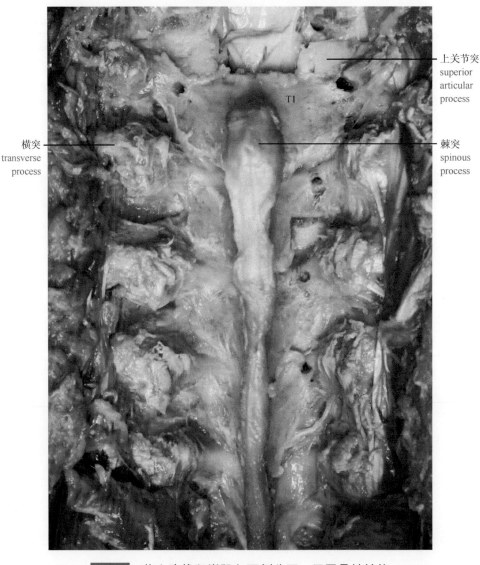

横突
transverse
process

T1

上关节突
superior
articular
process

棘突
spinous
process

图 3-4　将上胸椎竖脊肌向两侧分开，显露骨性结构

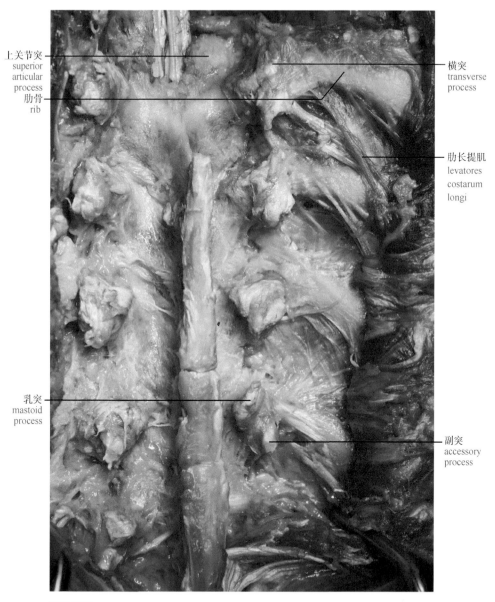

上关节突
superior
articular
process
肋骨
rib

横突
transverse
process

肋长提肌
levatores
costarum
longi

乳突
mastoid
process

副突
accessory
process

图 3-5　将下胸椎竖脊肌向两侧分开，显露骨性结构。T12 椎体可见乳突及副突结构。乳突位于上关节突根部，副突为横突残留结构

二、上中胸椎置钉技术

胸椎椎弓根螺钉进针点位于横突上缘与上关节突中外 1/3 垂线的交点，进针方向为内倾 5°～10°。胸椎椎弓根上下径高，二横径较窄，并且其内壁皮质相对致密，因此，准备钉道过程中容易偏向外。螺钉直径为 4.35～5.5mm，长度为 30～45mm（图 3-6～图 3-8）。

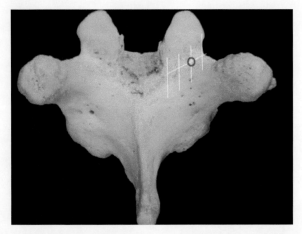

图 3-6 进针点：位于横突上缘与上关节突中外 1/3 垂线的交点

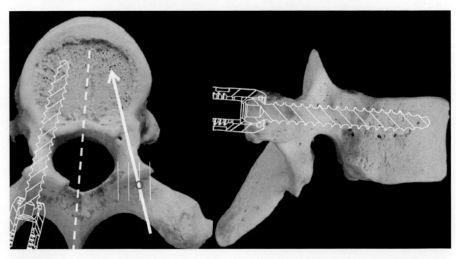

图 3-7 矢状位上与胸椎上终板平行，进针深度为 30～45mm，螺钉的深度达到椎体前后径的 80% 为宜

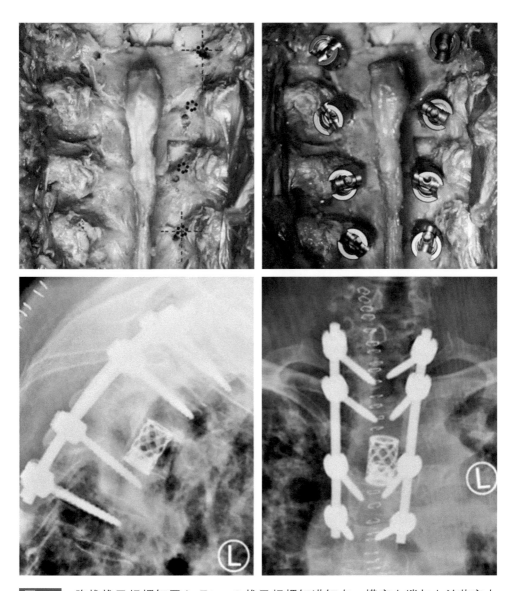

图 3-8　胸椎椎弓根螺钉置入 T1 ～ 3 椎弓根螺钉进钉点：横突上嵴与上关节突中点或下关节突外缘垂线交点。上斜与终板平行，内斜 T1 20°，T2 15°，T3 10°。T4 ～ 9 椎弓根螺钉进钉点：横突上嵴与上关节突中点或中外 1/3 垂线交点。上斜与终板平行，内斜 5°

三、下胸椎置钉技术

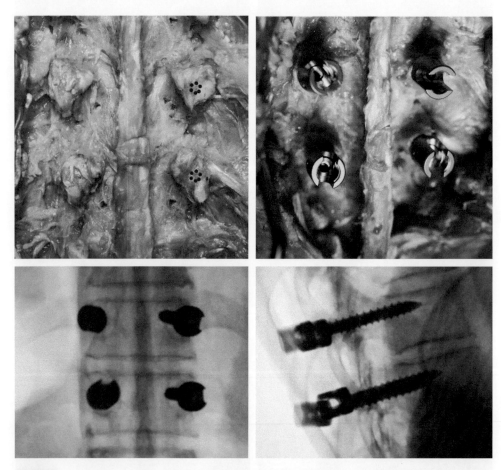

图 3-9 下胸椎椎弓根螺钉置入 T10～T11 椎弓根螺钉进钉点：横突上缘小结节处。上斜与终板平行，内斜 5°。T12 椎弓根螺钉进钉点：乳突与副突之间。上斜与终板平行，内斜 5°

第4章

腰椎微创手术

一、椎间孔镜操作训练

（一）椎间孔镜器械

熟悉手术器械，内镜系统（摄像头调整、白平衡、放大缩小、对焦、术区截图照相、术区录像），见图 4-1～图 4-8。

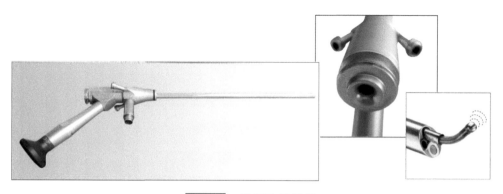

图 4-1　椎间孔镜结构

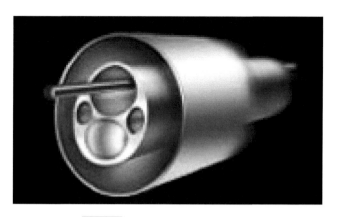

图 4-2　椎间孔镜结构放大像

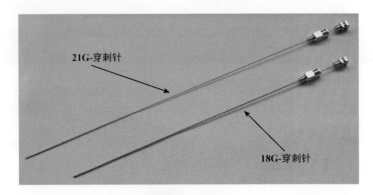

21G-穿刺针

18G-穿刺针

图 4-3 穿刺针

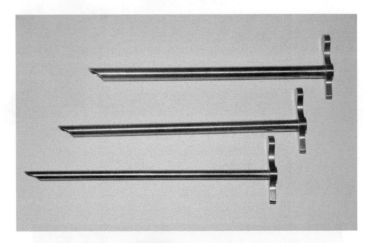

图 4-4 工作通道

环钻保护套管

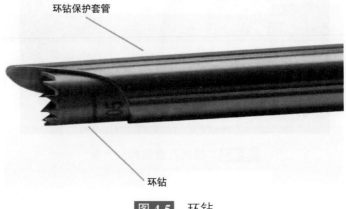

环钻

图 4-5 环钻

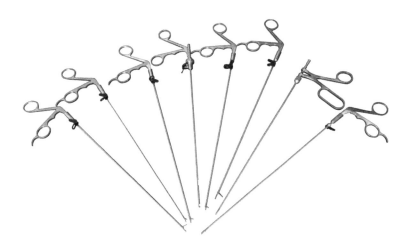

图 4-6　各种镜下手术器械

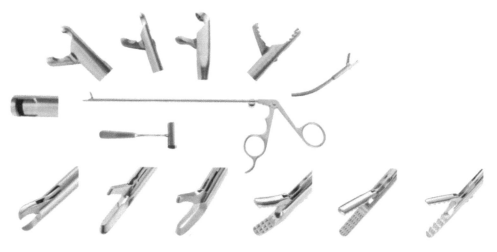

图 4-7　各种镜下手术器械的头端

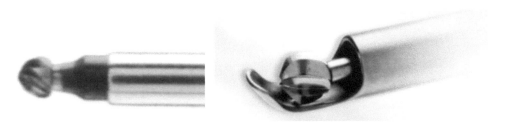

图 4-8　镜下磨钻

（二）椎间盘穿刺和造影技术

目的　掌握椎间孔区域解剖；正侧位透视影像学特征；椎间盘穿刺技术。

（1）Kambin 安全三角：外侧斜边由经椎间孔向前下及外侧走行的出口神经根组成，内侧边是硬膜囊的外侧缘，下边是下位椎体的上终板平面（图4-9）。

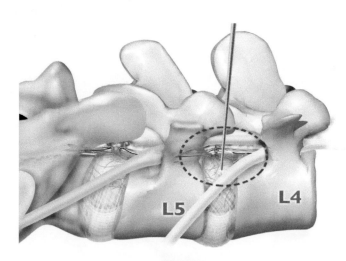

图 4-9

（2）造影剂：欧乃派克 9ml，亚甲蓝 1ml。

（3）椎间盘穿刺：透视定位椎间隙体表水平线，穿刺点位于中线旁开 10 ～ 12cm。穿刺方向：向腹侧倾斜30°，向尾侧倾斜10°。穿刺进入纤维环或会明显感觉到阻力（图4-10）。

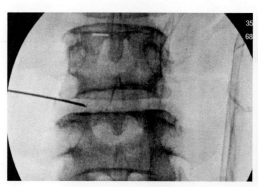
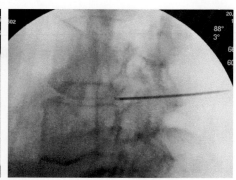

图 4-10

（4）注入造影剂 3ml（图 4-11）。

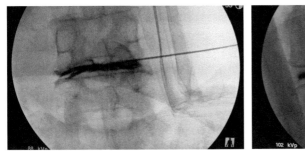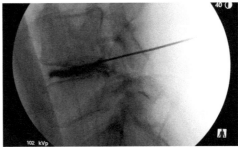

图 **4-11**

（三）椎间孔入路腰椎间盘切除术

1. **体位及标记**　患者侧卧位，患侧在上，胸背部放置体位垫，两腿之间垫枕，使患者躯干冠状面垂直于床面固定。怀抱一个软枕。保持患者体位标准、舒适、稳定。髂嵴与肋骨下缘之间垫枕。标记髂嵴、棘突连线及患者压痛点（图 4-12）。

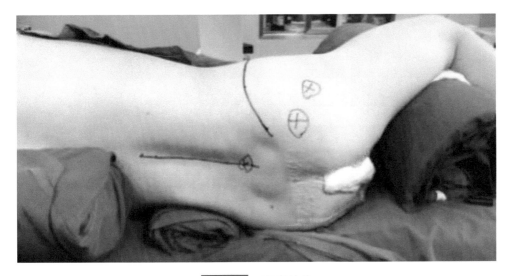

图 **4-12**　患者体位

2. **确定穿刺点**（图 4-13）

（1）旁开距离：找出腰部的最低点，一般在髂嵴头侧，用两个器械垂直卡住此处，交点即为旁开点，棘突旁开距离即为穿刺参照点（x）设定参照点棘突旁开距离为 ×cm，则：

L5/S1 旁开距离 = ×+2cm；

L4/5 旁开距离 = ×cm；

L3/4 旁开距离 = ×−2cm；

L2/3 旁开距离 = ×−4cm，以此类推。

有时需要根据腰椎曲度适当增减，一般调整 0.5 ～ 1.0cm。

（2）头尾距离：L5/S1 的穿刺点向头端避开髂嵴即可，L4/5 一般离开髂嵴约 3 横指，根据髂嵴的高度而定，如：髂嵴很高，可 2 横指；髂嵴很低，可 4 横指，主要目的为保持穿刺的角度向头倾 50° ～ 60°。

3. 摆放 C 形臂　X 线侧位显示双侧上关节突重叠，保持投射方向与椎间隙平行是穿刺定位成功的基础（熟练后摆放 C 形臂可以与穿刺同步进行），见图 4-14。

4. 消毒、铺巾　铺巾不要遮盖棘突连线及髂嵴。

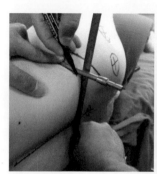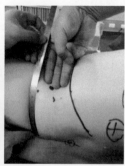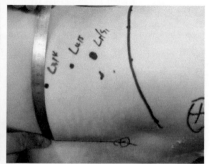

图 4-13　确定旁开距离及头尾距离

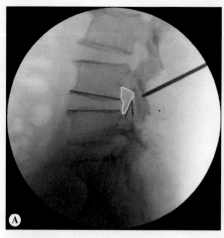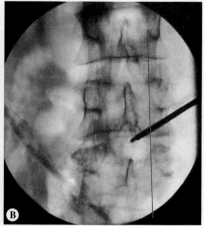

图 4-14　A. 侧位像，终板呈一条线、双侧上关节突重叠、椎间孔耳状型；
B. 正位像：棘突居中

5. 麻醉（局部麻醉）　麻醉后即做好穿刺的角度（图 4-15 ～图 4-18）。

麻醉的范围：以上关节突为中心尽可能大范围浸润，以上关节突尖部和基底部为重点。

2% 利多卡因 15ml（3 支，共 15ml）＋生理盐水 30ml，配制成：0.75% 利多卡因 45ml，即 300mg。注意：总极量：每次 400mg。

6. 穿刺定位　穿刺为手术的难点，可分为以下步骤（图 4-17，图 4-18）：

（1）穿刺针穿刺（与注射麻药同时完成），上关节突尖为最佳穿刺点。

（2）置入导丝，切开皮肤约 8mm。

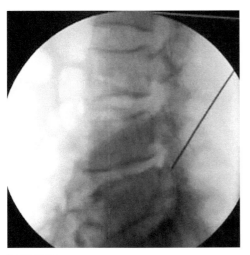

图 4-15　在上关节突根部注射麻醉药物

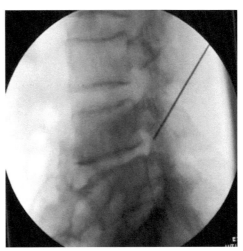

图 4-16　在上关节突尖部注射麻醉药物

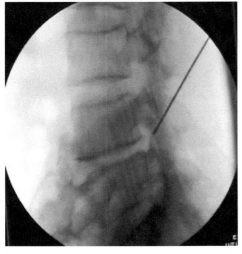

图 4-17　穿刺针穿刺，到达上关节突尖

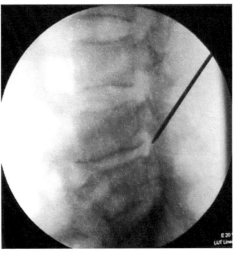

图 4-18　沿导丝置入定位器

（3）扩张器逐级扩张软组织及肌肉。

（4）取出扩张器，沿导丝置入定位器。

（5）锤入定位器，突破关节突，达椎体后缘（图4-19，图4-20）。

（6）逐级骨钻扩孔，直至可置入工作通道（图4-21）。

（7）置入扩张器，沿扩张器放入工作通道，拔出导丝及扩张器，穿刺完成（图4-22，图4-23）。

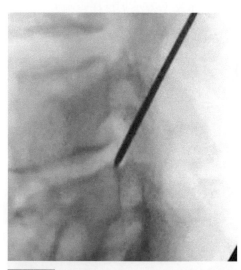

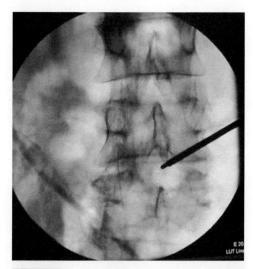

图 4-19 侧位X线片，定位器穿过关节突，到达椎体后缘

图 4-20 正位X线片，定位器尖到达棘突连线，位置满意

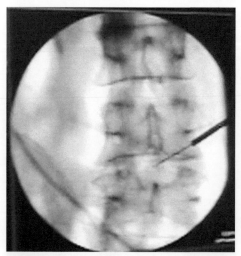

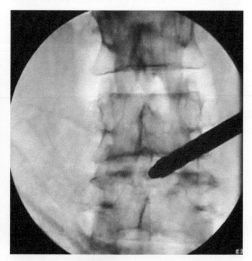

图 4-21 通过导丝，置入扩孔钻，逐渐扩孔

图 4-22 扩孔完成

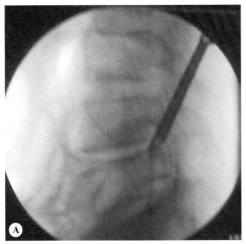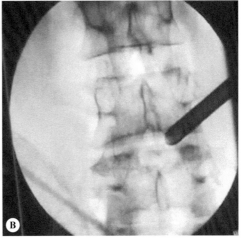

图 4-23　工作通道的位置

A. 侧位 X 线片；B. 正位 X 线片

7. 镜下操作　反向握镜，显示器中的图像与实际解剖位置是相反的。刚放入椎间孔镜时，镜下是杂乱无章的，充满血和碎屑，反复冲洗之后，视野逐渐清晰（图 4-24）。

在黄韧带下的结构，可能就是神经根，处理完碎屑及看清黄韧带后，切除部分黄韧带，可以看到神经根（图 4-25，图 4-26）。

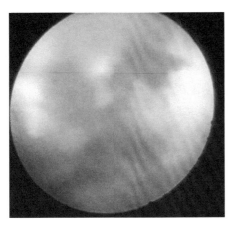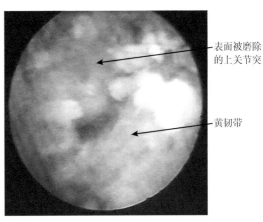

表面被磨除的上关节突

黄韧带

图 4-24　刚置入椎间孔镜，视野杂乱，不要轻易用钳子钳夹

图 4-25　视野清晰后，见磨除部分的上关节突、黄韧带，此为解剖标志

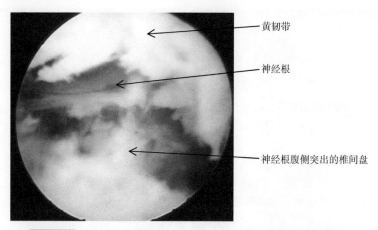

黄韧带

神经根

神经根腹侧突出的椎间盘

图 4-26 镜下可以看到黄韧带、神经根及突出的椎间盘

进一步显露椎间孔解剖结构，此时可见黄韧带、搏动的神经根，突出的椎间盘，切除突出的椎间盘，充分减压神经根，椎间盘有钙化时可使用 punch 钳。对于破损的纤维环，行纤维环成形（图 4-27）。

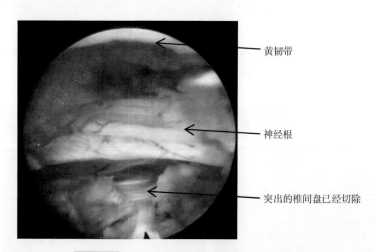

黄韧带

神经根

突出的椎间盘已经切除

图 4-27 神经根减压完成时的镜下图像

神经根减压松解的镜下结束标准：①神经根周围充分的空间减压（2mm 以上）；②充分减压后神经根复位回落；③神经根表面血管充盈；④硬膜囊、行走根、出口根均搏动明显；⑤直腿抬高试验时可见神经根滑动；⑥手术结束时，可让患者咳嗽，使椎间隙中的残留游离间盘咳出。

8. 结束手术　拔出椎间孔镜及工作套筒，粘合伤口或者缝合。

（四）椎板间入路腰椎间盘切除术

1. 体位摆放俯卧位腰部垫高（图 4-28）。

2. 穿刺部位 L5 ～ S1 中线旁开 1cm（图 4-29）。

3. 透视定位　透视见穿刺针位于关节突内侧缘，注意不要突破黄韧带（图 4-30）。

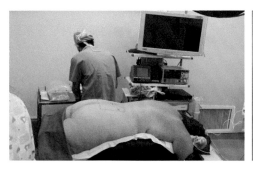

图 4-28　患者取俯卧位，腰部垫高

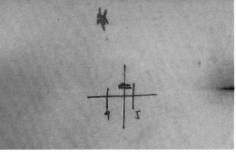

图 4-29　穿刺部位，病变节段中线旁开 1cm

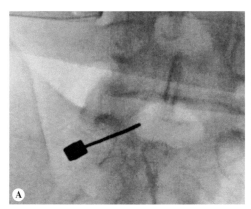

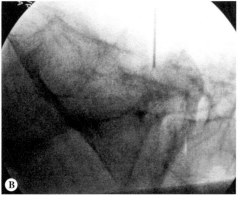

图 4-30　A. 透视正位见穿刺针位于关节突内侧缘；B. 透视侧位见穿刺针并未进入椎管

4. 放置导丝　沿导丝切开皮肤和深筋膜 7mm，插入扩张器，沿扩张器放置工作通道。透视观察工作通道位置（图 4-31 ～图 4-33）。

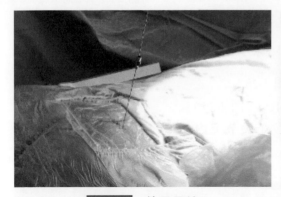

图 4-31　放置导丝

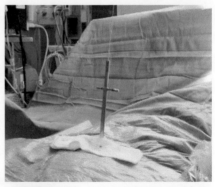

图 4-32　插入扩张器后沿扩张器置入工作通道

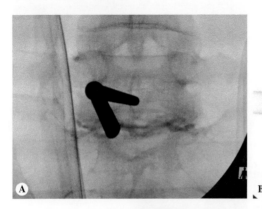

图 4-33　正侧位透视观测工作套筒位置

5.沿工作通道插入内镜，电灼脂肪和肌肉，分离显露黄韧带。

6.用剪刀剪开黄韧带（图 4-34，图 4-35）。

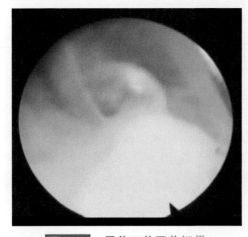

图 4-34　用剪刀剪开黄韧带

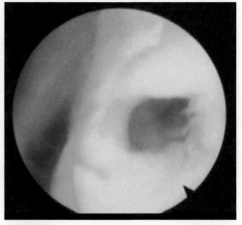

图 4-35　黄韧带剪开后可见硬膜外脂肪

7. 工作通道进入椎管探查神经根（图 4-36）。

8. 工作套筒推开神经根（图 4-37）。

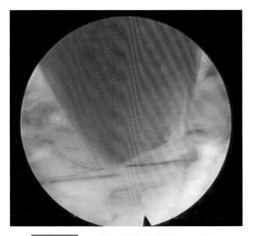 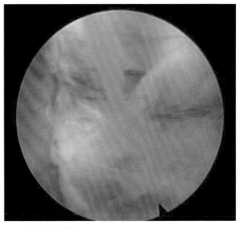

图 4-36　剥离子分离神经根外缘　　　　图 4-37　以工作套筒推开神经根

9. 用剪刀剪开后纵韧带和后纤维环（图 4-38）。

10. 髓核钳摘除髓核（图 4-39）。

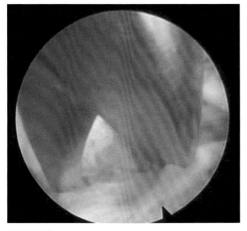 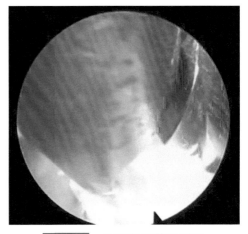

图 4-38　用剪刀剪开后纵韧带和后纤维环　　　图 4-39　用髓核钳摘除髓核

11. 探查有无髓核残留，神经根减压是否充分（图 4-40）。

12. 电凝后纤维环（图 4-41）。

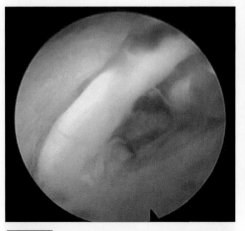 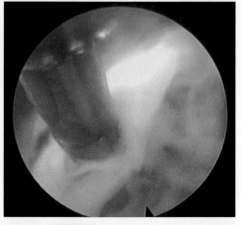

图 4-40　探查后纤维环，有无髓核残留　　　　图 4-41　电凝后纤维环

二、微创腰椎椎体融合术训练

微创腰椎椎体间融合术（minimally invasive surgery-lumbar interbody fusion，MIS-LIF），简称 MIS-LIF 训练。

（一）通道下腰间盘摘除技术

1. 中线旁开 2cm，穿刺针穿刺 L4 ～ 5 关节突，透视定位。

2. 切开皮肤和深筋膜约 3cm，扩张器逐级扩张，放置通道（图 4-42）。

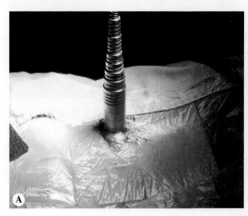 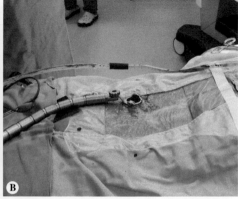

图 4-42

3. 正侧位透视查看通道位置（图 4-43）。

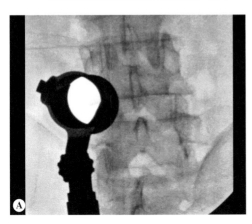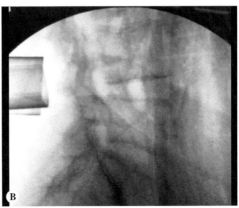

图 4-43

4. 通道下切除 L4 下关节突、L5 上关节突上部和椎间孔区域的黄韧带，显露 L4 神经根，L4 ～ 5 椎间盘。

5. 切开腰椎间盘后纤维环，用刮匙、髓核钳清除椎间盘组织。

（二）经皮椎弓螺钉置入

1. 调节 C 形臂透视角度，获得标准 L4 椎体正位图像，棘突位于两侧椎弓根正中间，上终板为一直线（图 4-44）。

2. 体表进针点，左侧椎弓根 10 点钟位置外侧 1cm，右侧椎弓根 2 点钟位置外侧 1cm，穿刺方向平行上终板（图 4-45）。

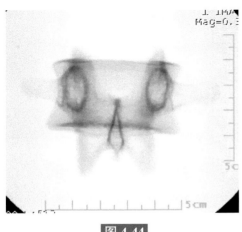

图 4-44

图 4-45

3.穿刺针抵达骨面的位置为左侧椎弓根10点钟位置,右侧椎弓根2点钟位置,进针方向平行上终板(图4-46)。

4.用小锤敲击穿刺针,穿刺椎弓根,当穿刺针抵达椎弓根内侧缘时,进针深度为2cm,进针方向平行上终板(图4-47)。

5.插入导丝(图4-48)。

6.改变投照角度,获得L5标准正位图像(图4-49)。

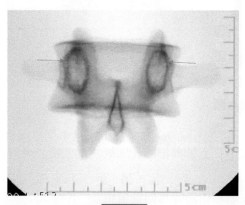

图 4-46

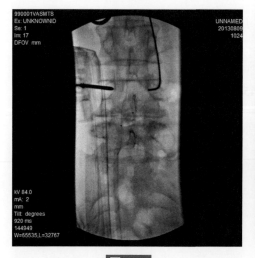

图 4-48

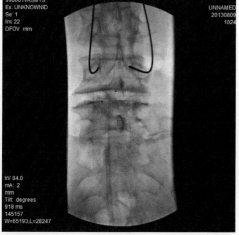

图 4-49

7. 同法穿刺 L5 两侧椎弓根，置入导丝（图 4-50）。

8. 调整 C 形臂，透视腰椎侧位像（图 4-51）。

9. 沿导丝放置工作套筒，尖锥破皮质，攻丝后，拔除工作套筒，沿导丝置入椎弓根螺钉，其间控制导丝深度（图 4-52）。

10. 选择适宜长度钛棒，上棒，旋进螺帽（图 4-53）。

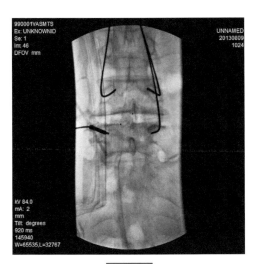

图 4-50

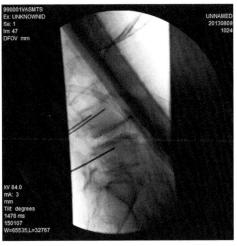

图 4-51

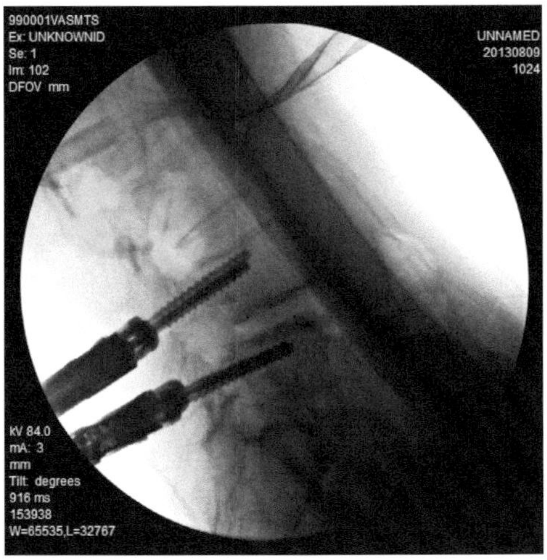

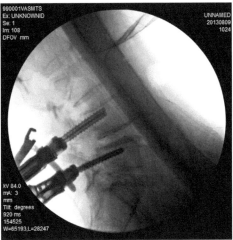

图 4-52

图 4-53

11. 螺钉间加压后锁紧螺帽，完成内固定（图 4-54）。

12. 透视正侧位确定内固定效果（图 4-55）。

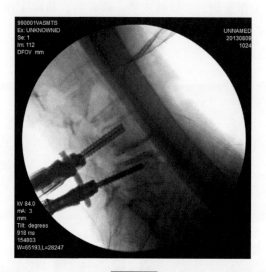

图 4-54

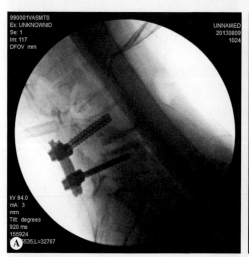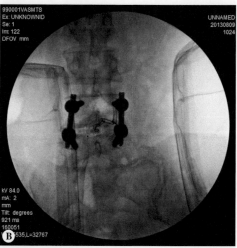

图 4-55

第 5 章

腰椎后入路

一、腰椎后入路解剖

　　腰椎由 5 个椎体构成，体表可触及棘突，L4 棘突通常位于髂嵴的上缘，约 1/5 患者 L5 棘突平髂嵴上缘。腰背部肌肉浅层为背阔肌。深部肌肉第一层为竖脊肌（腰部也称为骶棘肌），从内到外为棘肌、最长肌、髂肋肌。第二层为横突棘肌，包括多裂肌、半棘肌、回旋肌。腰部以多裂肌为主。第三层为横突间肌及棘突间肌等小肌肉（图 5-1 ～图 5-5）。

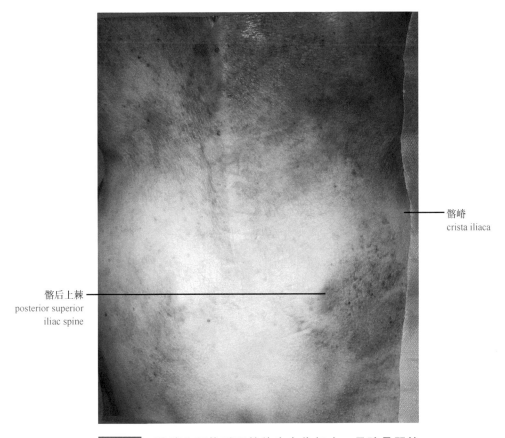

髂嵴
crista iliaca

髂后上棘
posterior superior
iliac spine

图 5-1　髂嵴为腰椎重要的体表定位标志，是髂骨翼的上缘，平 L4 棘突，其后端的凸起称髂后上棘

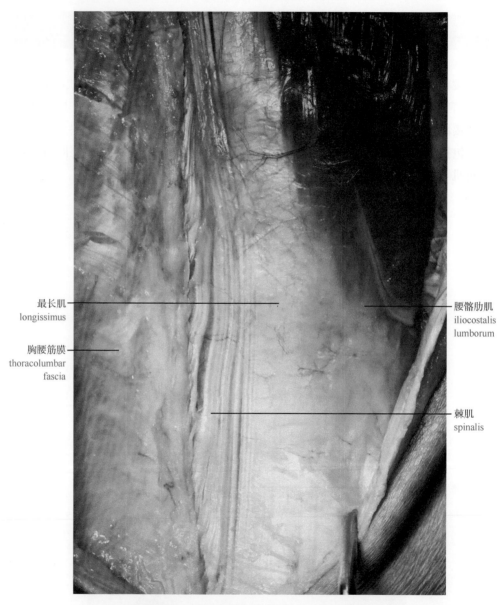

最长肌
longissimus

胸腰筋膜
thoracolumbar
fascia

腰髂肋肌
iliocostalis
lumborum

棘肌
spinalis

图 5-2 切除胸腰筋膜浅层，显露竖脊肌

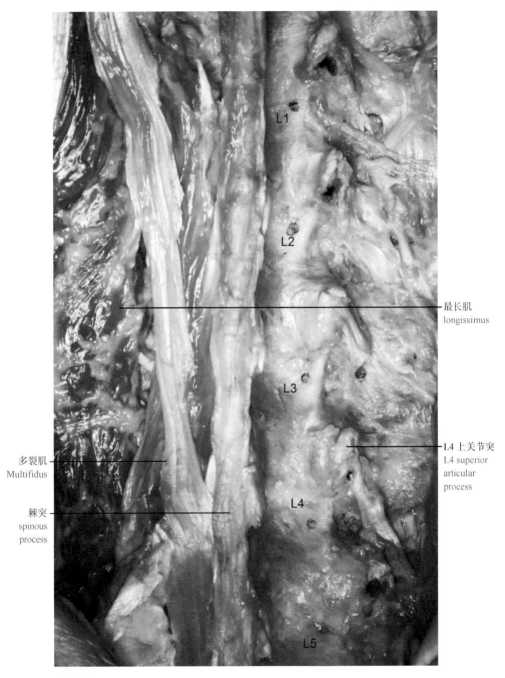

L1

L2

最长肌
longissimus

L3

L4 上关节突
L4 superior
articular
process

多裂肌
Multifidus

棘突
spinous
process

L4

L5

图 5-3 右侧切除肌肉,观察腰椎椎板结构,左侧保留多裂肌及最长肌,观察其与椎板的关系

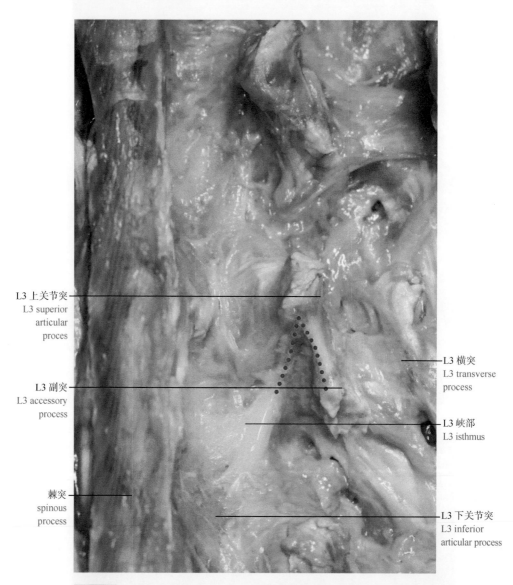

L3 上关节突
L3 superior
articular
proces

L3 副突
L3 accessory
process

棘突
spinous
process

L3 横突
L3 transverse
process

L3 峡部
L3 isthmus

L3 下关节突
L3 inferior
articular process

图 5-4　放大显示人字嵴结构，腰椎峡部隆起的纵嵴称之为峡部嵴，在上关节突根部的后外侧隆起的纵嵴，称之副突嵴，其顶点为腰椎椎弓根螺钉的进钉点

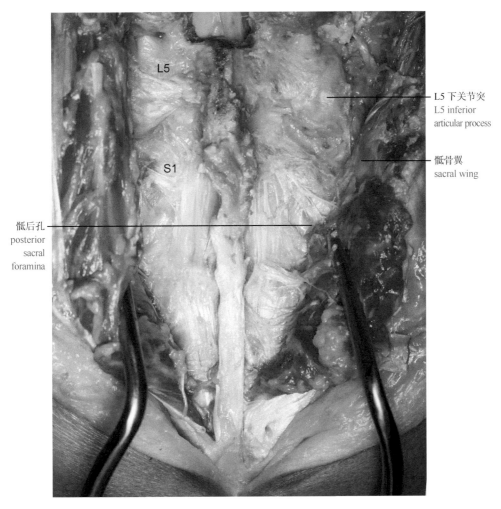

图 5-5 切除骶部附着肌肉，显露骶尾部后方结构

二、腰骶椎后入路置钉技术

腰椎椎弓根短且粗壮，椎弓根下切迹较深，横突较长，上关节突方向朝向内，下关节突朝向外。腰椎椎弓根螺钉进针点为副突与椎弓根峡部之间形成的人字嵴的顶点，也可选在上关节突的根部。螺钉直径一般为 6.5mm，长度为 40 ～ 50mm

（图 5-6 ～图 5-13）。

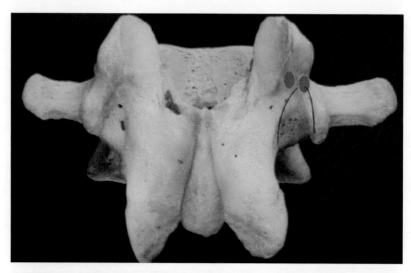

图 5-6　腰椎椎弓根螺钉进针点为副突与椎弓根峡部之间形成的人字嵴的顶点，也可选在上关节突的根部。选用不同进针点时，应注意调整相应的进针方向

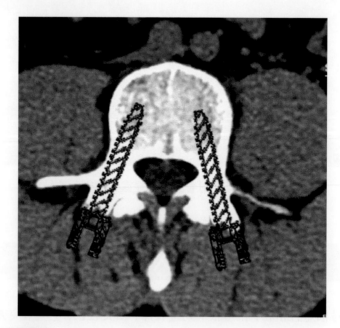

图 5-7　进针方向：在水平位上应该向中线倾斜 10°～15°，从 L1 到 L5 内倾角度逐步加大

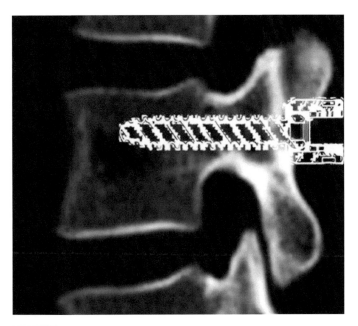

图 5-8　钉道在矢状平面内应该平行上终板，与该节段椎体的弧度垂直，螺钉直径一般为 6.5mm，长度为 40 ～ 50mm，或达椎体 4/5 深度

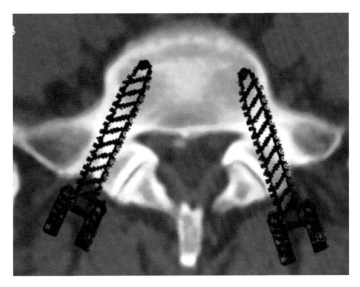

图 5-9　骶骨螺钉进针方向：内倾 20° ～ 30° 指向骶骨岬

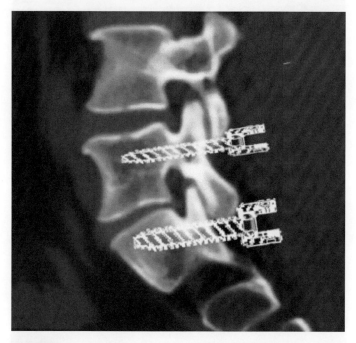

图 5-10　S1 矢状面上：轻微上倾指向上终板前缘，进针深度为 35 ～ 50mm，直径一般为 7mm

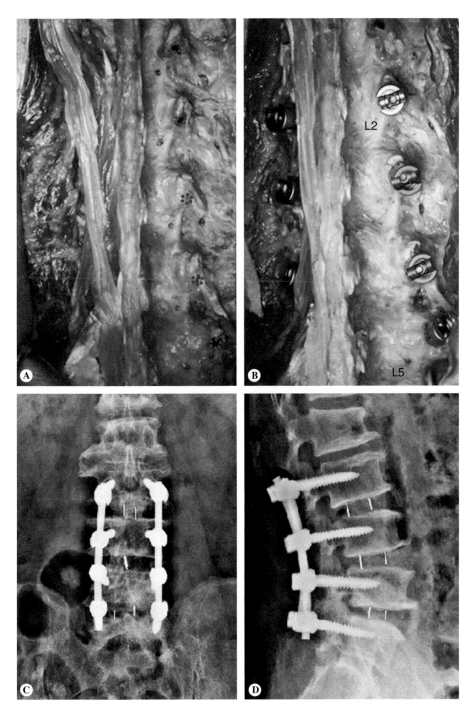

图 5-11 腰椎椎弓根螺钉置入。进钉点：人字嵴顶点或横突水平中线与关节突外缘的交界点。上斜与终板平行，内斜 L1 5°，至 L5 20°

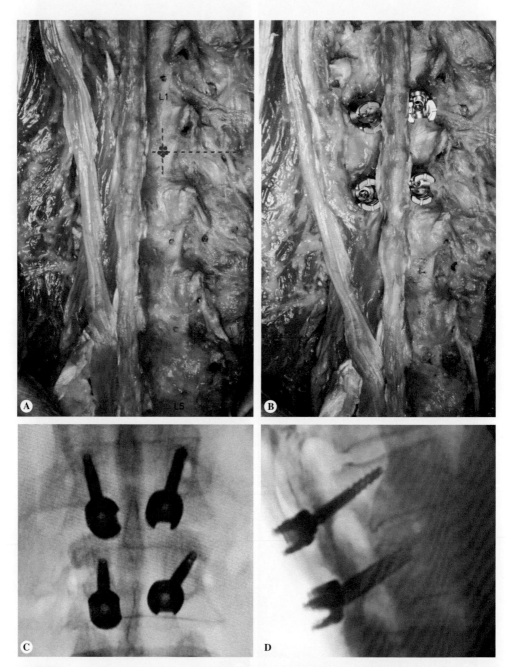

图 5-12　腰椎皮质骨通道（CBT）螺钉置入。进钉点：上关节突中心（峡部外侧缘向内 1～3mm）与横突下缘上方 1mm 结合点。上斜 25°，外斜 10°

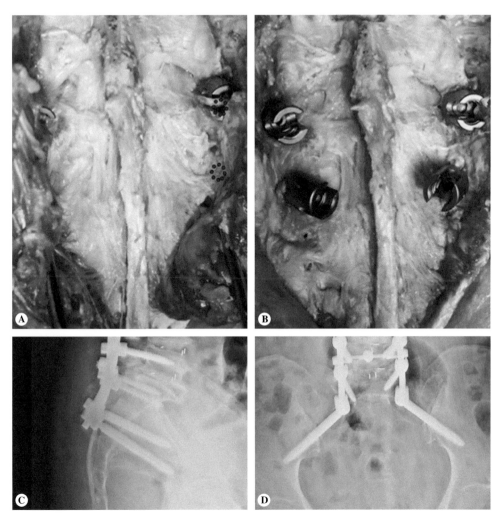

图 5-13　S1 椎弓根螺钉进钉点：S1 关节突和骶骨翼交点处。上斜：15°（斜向 S1 上终板的前缘），内斜 30°。骶髂螺钉进钉点：S1 和 S2 骶后孔之间，骶后孔外侧缘。下斜 30°，外斜 45°，指向髂前下棘方向

三、经椎间孔椎体融合及后入路腰椎椎体融合操作训练

　　下腰椎治疗的目的之一是达到脊椎间的稳定，目前后入路脊椎融合的手术方

法主要包括经椎间孔椎体融合（transforaminal lumbar interbody fusion，TLIF）及后入路腰椎椎体融合（posterior lumbar interbody fusion，PLIF），二者减压范围及融合器置入方式区别见图 5-14，图 5-15。

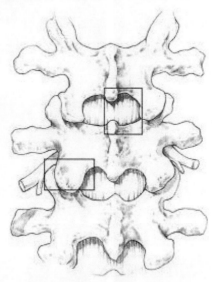

图 5-14　TLIF 减压范围：一侧下关节突和部分上关节突切除，PLIF 减压范围：上方相邻椎体椎板下 1/3 部分、关节突关节内侧 1/2、包括将重叠的下关节突和椎板边缘外侧部分

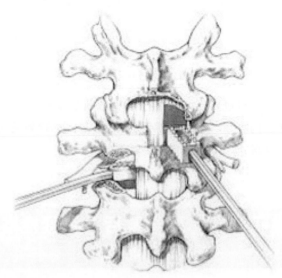

图 5-15　从减压侧椎管侧方置入 TLIF 融合器。PLIF 是从两侧分别将椎间融合器置入椎间隙

（一）TLIF

TLIF 一般选择神经根受压较重一侧进行减压，切除上位椎体的下关节突、下位椎体上关节突上部以及椎管后方和侧隐窝的黄韧带，显露神经根和椎间盘。切开后纤维环，用髓核钳清除椎间盘髓核间，用刮匙去除终板软骨，不要突破椎间盘的前纤维环。从侧方将融合器植入椎间隙内（图 5-16 ～图 5-19）。

TLIF 优点： 对硬膜囊和神经根牵拉少，由于是单侧入路，理论上手术时间短，可以通过通道或显微镜下半椎板拉钩进行微创手术。

TLIF 缺点： 可能会伤及神经根出口区神经根，对侧是间接减压，椎间盘切除不完全。

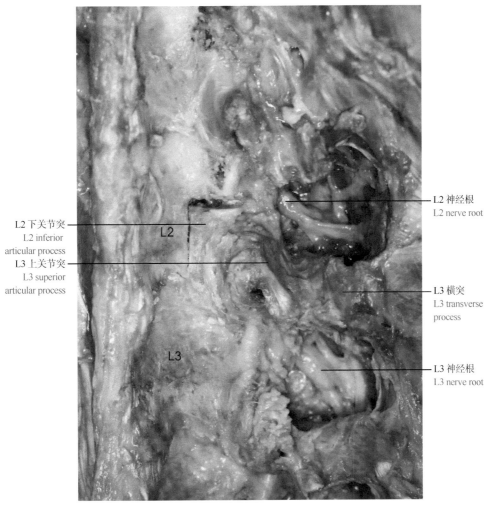

L2 下关节突
L2 inferior articular process

L3 上关节突
L3 superior articular process

L2

L3

L2 神经根
L2 nerve root

L3 横突
L3 transverse process

L3 神经根
L3 nerve root

图 5-16　切除 L2 椎体下关节突，显示经椎间孔椎体融合手术解剖

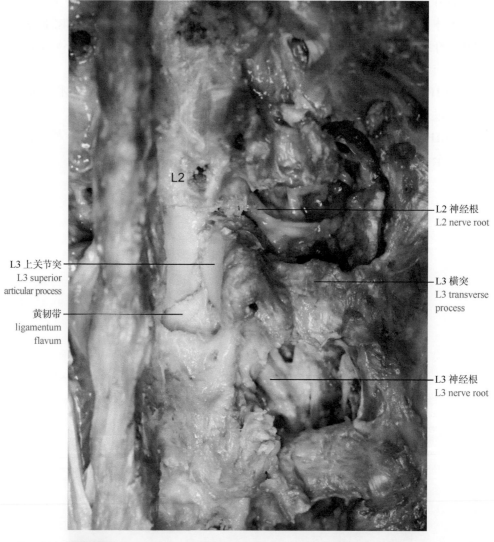

L2

L2 神经根
L2 nerve root

L3 上关节突
L3 superior
articular process

L3 横突
L3 transverse
process

黄韧带
ligamentum
flavum

L3 神经根
L3 nerve root

图 5-17 L2 椎体下关节突切除后，显示 L3 椎体上关节突关节面及黄韧带

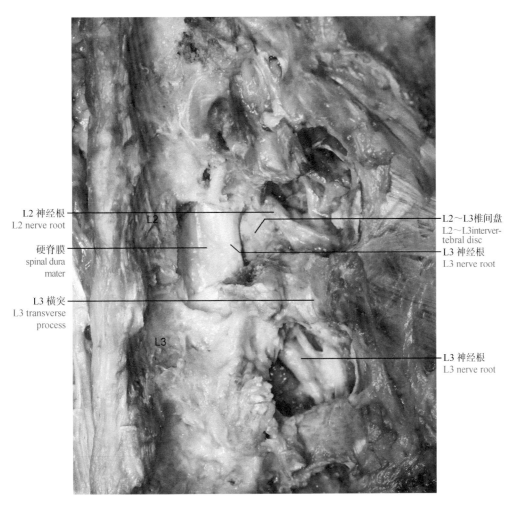

L2 神经根
L2 nerve root

L2

硬脊膜
spinal dura
mater

L3 横突
L3 transverse
process

L3

L2～L3椎间盘
L2～L3interver-
tebral disc

L3 神经根
L3 nerve root

L3 神经根
L3 nerve root

图 5-18　切除上关节突，显示走行神经根及椎间盘，椎弓根内侧
狭窄间隙即为侧隐窝

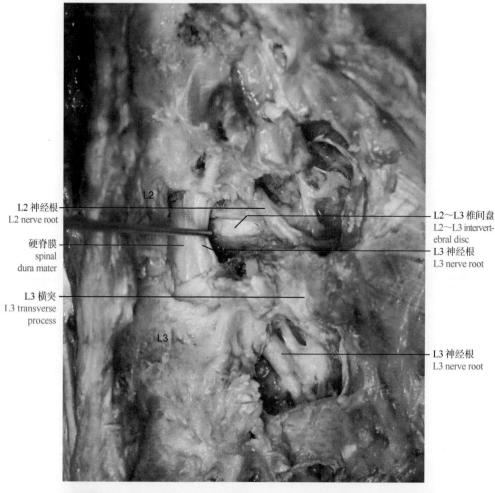

L2 神经根
L2 nerve root

硬脊膜
spinal
dura mater

L3 横突
L3 transverse
process

L2~L3 椎间盘
L2~L3 intervert-
ebral disc

L3 神经根
L3 nerve root

L3 神经根
L3 nerve root

图 5-19 向内侧牵拉走行神经根，完成显露椎间盘，切开椎间盘纤维环

（二）PLIF

PLIF 后正中入路，咬除棘突、椎板、关节突关节内侧 1/2，去除增生黄韧带，显露神经根和椎间盘。向一侧牵开硬脊膜，去除后纤维环、髓核、终板软骨，从两侧分别将椎间融合器置入椎间隙（图 5-20 ～图 5-22）。

　　PLIF 优点: 可以使前柱获得支撑, 后侧关节突关节保持完整以获得稳定、融合, 双侧减压。

　　PLIF 缺点: 对硬膜囊和神经根牵拉较重。

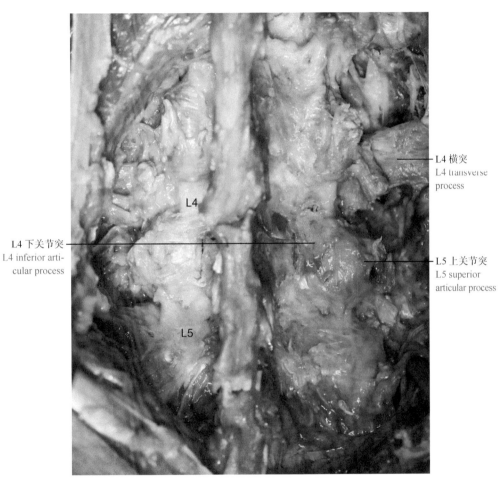

L4 横突
L4 transverse process

L4 下关节突
L4 inferior articular process

L5 上关节突
L5 superior articular process

图 5-20　切除 L4 椎板下部及关节突关节内侧, 显示后入路腰椎椎体融合手术解剖

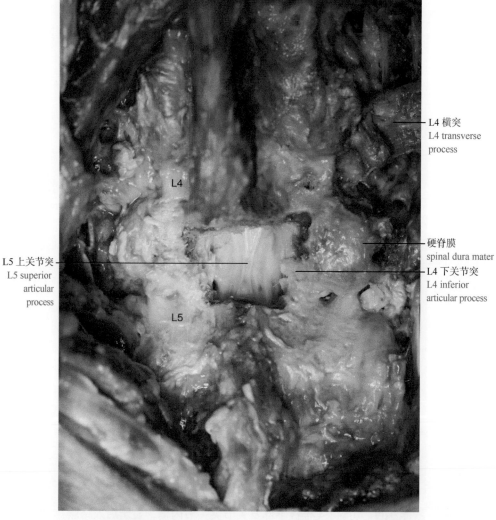

图 5-21　切除下关节突，显示走行神经根及硬膜囊

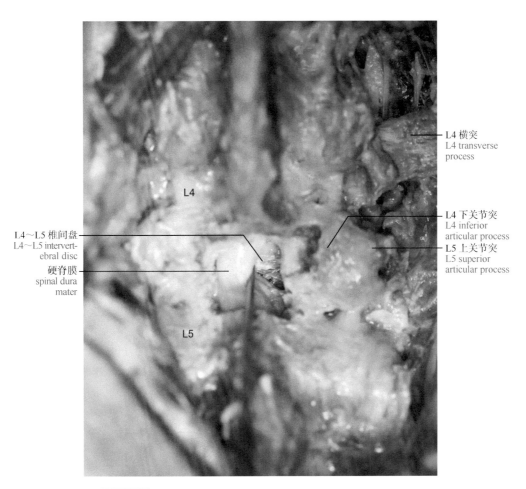

L4 横突
L4 transverse
process

L4 下关节突
L4 inferior
articular process

L5 上关节突
L5 superior
articular process

L4～L5 椎间盘
L4～L5 intervert-
ebral disc

硬脊膜
spinal dura
mater

L4

L5

图 5-22　向内侧牵拉硬膜囊及走行神经根，显露椎间盘

第6章

腰椎侧入路

一、腰椎侧入路解剖（右侧）

腰椎侧方入路可显露 L1 ～ L5 节段椎体及椎间盘，上腰椎可能需要去除部分第 12 肋，下腰椎由于髂嵴遮挡，显露 L5 ～ S1 椎间盘困难。

侧方肌肉包括腹外斜肌、腹内斜肌及腹横肌。切开此三层肌肉，进入腹膜后间隙（图 6-1 ～图 6-3）。

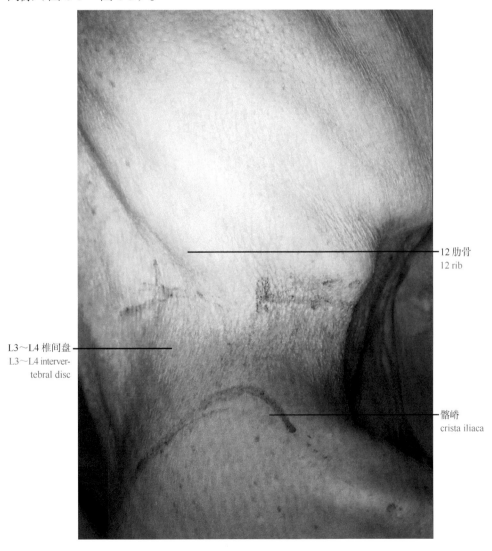

L3～L4 椎间盘
L3～L4 intervertebral disc

12 肋骨
12 rib

髂嵴
crista iliaca

图 6-1　确定椎间盘上下位置及椎体前缘位置

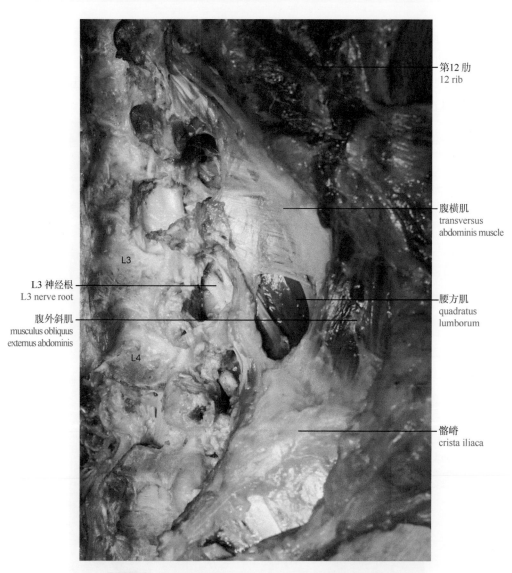

第12 肋
12 rib

腹横肌
transversus
abdominis muscle

L3

L3 神经根
L3 nerve root

腹外斜肌
musculus obliquus
externus abdominis

腰方肌
quadratus
lumborum

L4

髂嵴
crista iliaca

图 6-2　显露腰椎侧方深部第 12 肋与髂嵴之间肌肉

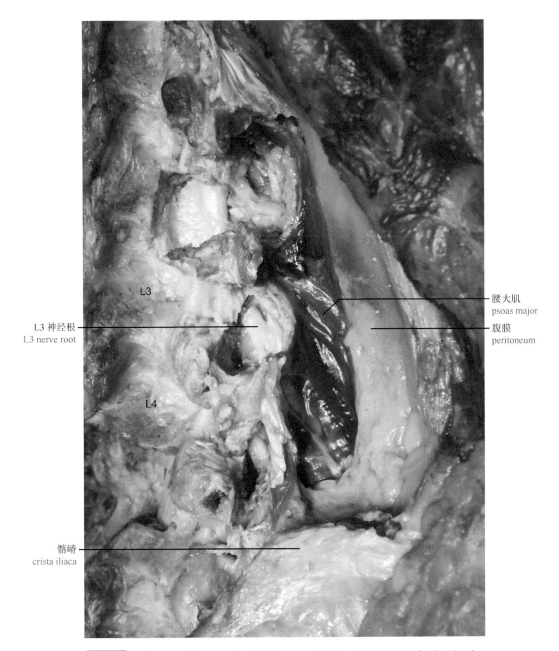

L3

L3 神经根
L3 nerve root

L4

髂嵴
crista iliaca

腰大肌
psoas major

腹膜
peritoneum

图 6-3　分离侧方肌肉在横突附着点，显露下方腰大肌及腹膜后间隙

　　从腹部大血管鞘及腰大肌之间可显露椎间隙，因下腔静脉偏向右侧，在右侧此间隙狭小，此入路多选用左侧腰大肌与腹主动脉间隙操作。腰大肌表面走行的生殖股神经，来自于 L1～L2，大部分为 L2，分为 2 支，股支即腰腹股沟神经，分布于大腿内侧、股三角皮肤。生殖支即精索外神经，分布于睾丸（大阴唇）皮肤，参与提睾反射（图 6-4，图 6-5）。

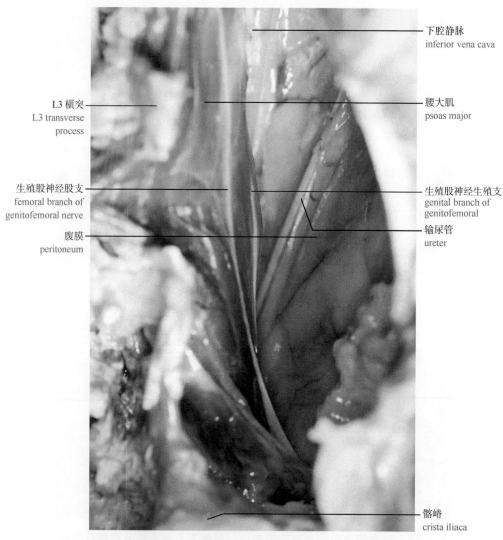

下腔静脉
inferior vena cava

腰大肌
psoas major

L3 横突
L3 transverse process

生殖股神经股支
femoral branch of genitofemoral nerve

腹膜
peritoneum

生殖股神经生殖支
genital branch of genitofemoral

输尿管
ureter

髂嵴
crista iliaca

图 6-4　显露腰大肌表面走行的生殖股神经

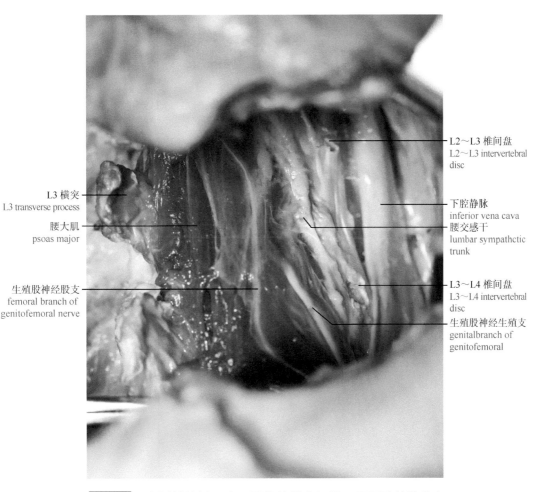

L3 横突
L3 transverse process

腰大肌
psoas major

生殖股神经股支
femoral branch of
genitofemoral nerve

L2～L3 椎间盘
L2～L3 intervertebral
disc

下腔静脉
inferior vena cava

腰交感干
lumbar sympathctic
trunk

L3～L4 椎间盘
L3～L4 intervertebral
disc

生殖股神经生殖支
genitalbranch of
genitofemoral

图 6-5　右侧斜外侧入路显露椎体前方间隙，因下腔静脉偏向右侧，此间隙狭小。腰交感干位于脊柱与腰大肌之间，被椎前筋膜覆盖

二、斜外侧椎间融合术操作训练（左侧）

　　斜外侧椎间融合术（oblique lateral interbody fusion，OLIF）适用于 L1 ~ L5 的椎间融合，是一种在腰大肌与腹主动脉之间自然间隙入路行椎间融合术，对肌

肉等软组织损伤小，神经损伤并发症发生率低，受到越来越多的外科医生关注。

OLIF 经前侧方入路摘除髓核后置入一个体积足够大的融合器，可撑开椎间隙，使后纵韧带和黄韧带拉伸、椎间孔扩大，从而达到间接减压的目的（图 6-6～图 6-14）。

适应证主要包括：退行性腰椎滑脱、腰椎管狭窄症、腰椎节段不稳定、腰椎术后邻近节段退变、退行性腰椎侧凸、腰椎术后翻修等。但因此术式无法直接减压椎间孔，禁忌证有严重的神经根压迫、严重的椎管狭窄、中重度脊椎滑脱、侧隐窝骨性狭窄等。

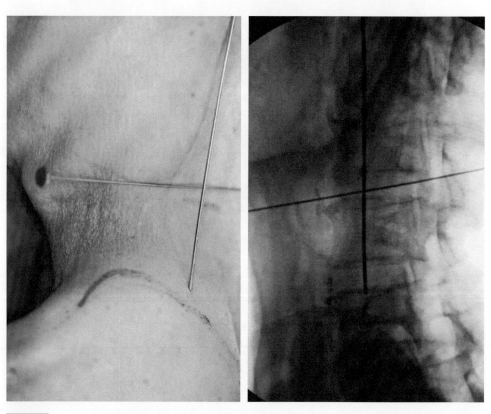

图 6-6　OLIF 为经腰大肌与腹主动脉的间隙到达椎间盘，因下腔静脉多偏向身体右侧，故 OLIF 多采用左侧入路，术前首先定位 L3～L4 椎间盘中点

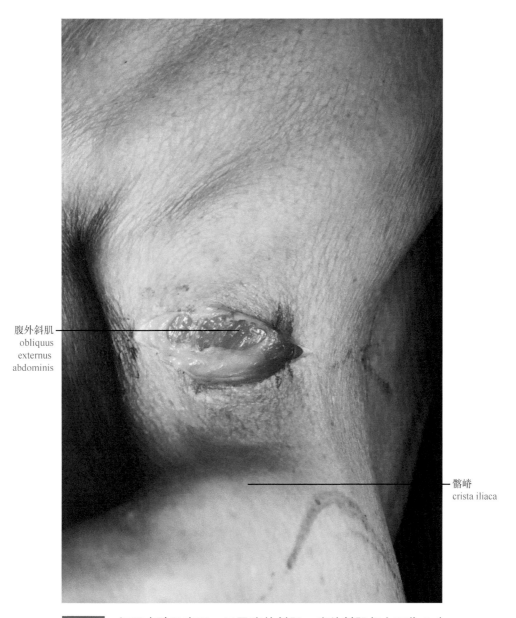

腹外斜肌
obliquus
externus
abdominis

髂嵴
crista iliaca

图 6-7　切开皮肤及皮下，显露腹外斜肌。腹外斜肌起自下位 8 个肋骨的外面，向下止于髂嵴前部，向内移行于腱膜，经腹直肌的前面，至腹正中线终于白线

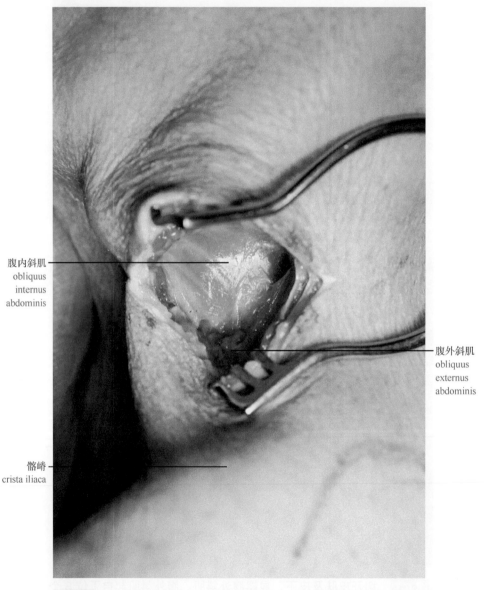

腹内斜肌
obliquus
internus
abdominis

腹外斜肌
obliquus
externus
abdominis

髂嵴
crista iliaca

图 6-8 切开腹外斜肌，显露腹内斜肌，其肌纤维方向与腹外斜肌相反

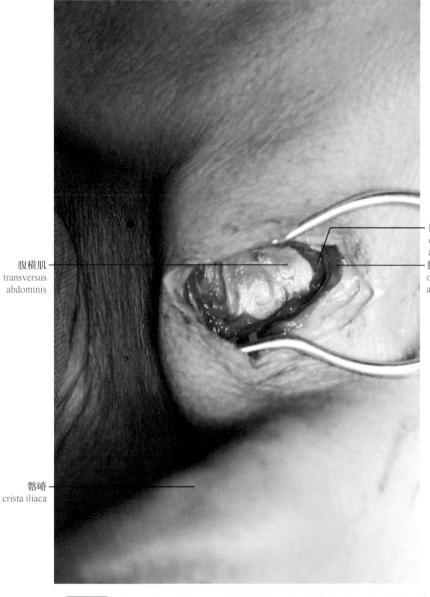

腹横肌
transversus
abdominis

腹内斜肌
obliquus internus
abdominis

腹外斜肌
obliquus externus
abdominis

髂嵴
crista iliaca

图 6-9　切开腹内斜肌，显露腹横肌，肌纤维方向近似水平

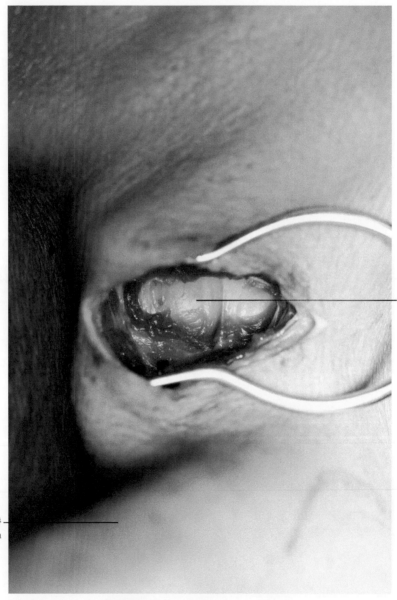

腹膜
peritoneum

髂嵴
crista iliaca

图 6-10　切开腹横肌，显露腹膜

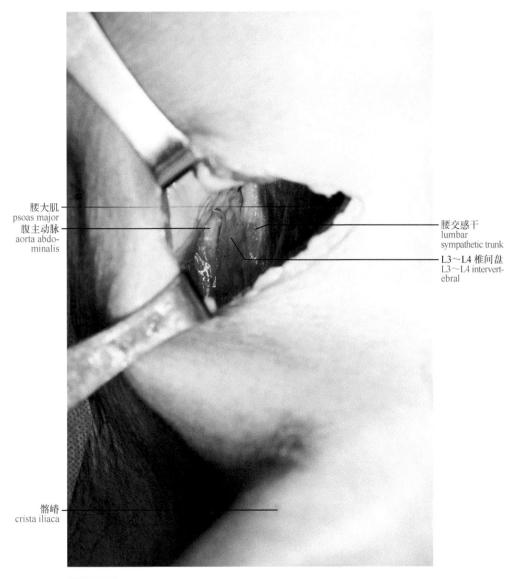

腰大肌
psoas major
腹主动脉
aorta abdo-
minalis

腰交感干
lumbar
sympathetic trunk
L3～L4 椎间盘
L3～L4 intervert-
ebral

髂嵴
crista iliaca

图 6-11　保护腹膜并牵开腹膜后脂肪，显露腰大肌及腹主动脉，腰交感干位于脊柱与腰大肌之间，被椎前筋膜覆盖

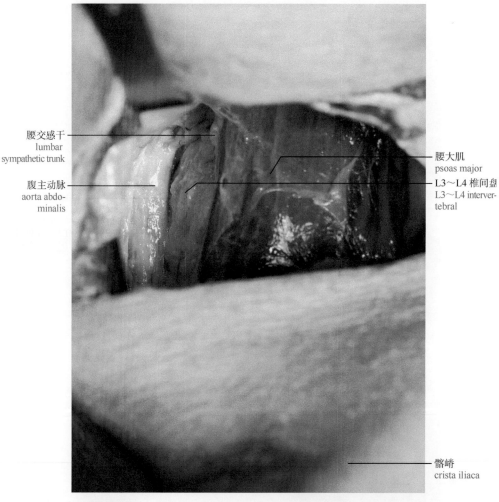

腰交感干
lumbar
sympathetic trunk

腹主动脉
aorta abdo-
minalis

腰大肌
psoas major

L3～L4 椎间盘
L3～L4 interver-
tebral

髂嵴
crista iliaca

图 6-12　扩大切口，进一步显示腰大肌与腹主动脉间隙

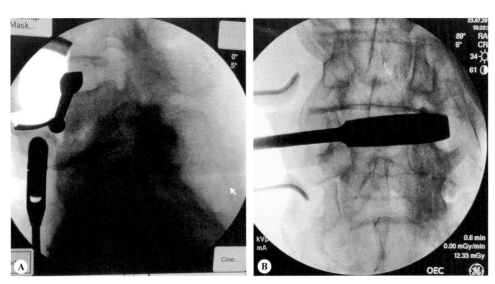

图 6-13　清除椎间盘后

A. 应用试模侧位像确定前后位置；B. 应用试模正位像确定左右位置

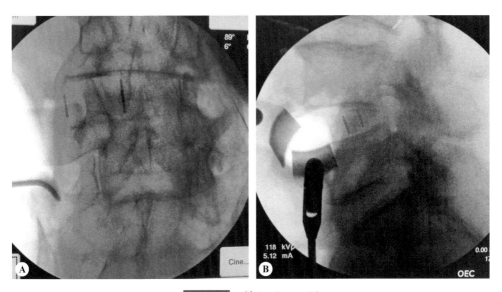

图 6-14　放入 Cage 后

A. 正位 X 线片；B. 侧位 X 线片